이 책 판매 수익금의 10%를 유방암 환우분께 기부합니다.

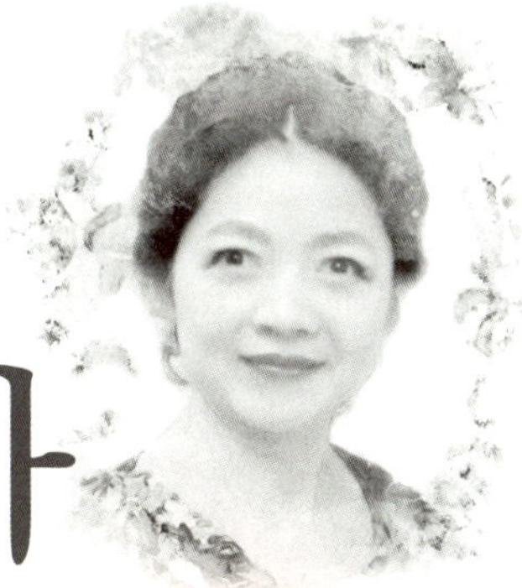

장약사 DIET 다이어트

장형순 지음

피부가 **예뻐**지고 근육이 **강해**지는

다이어트

- 1주일 3kg 감량법
- 2주일 5kg 감량법
- 3개월 10kg 감량법

교우미디어

장약사 다이어트

초판발행 2019년 4월 25일

지은이 장형순 / **펴낸이** 오상훈
펴낸곳 교우미디어
주　소 서울시 동대문구 약령시로 8 교우빌딩 1층 교우미디어
전　화 02-925-2861, 02-925-2866 **팩스** 02-925-2860, **편집부** 02-925-2825
홈페이지&북스토어 www.kyowoo.co.kr / **이메일** kyowoo@kyowoo.co.kr

등　록 2011년 2월 7일 제305-2011-000007호
ISBN 979-11-251-0283-0 (03510)

Published by Kyowoomedia Printed in Korea

교우미디어는 보다 혁신적이고 참신한 도서를 다양하게 기획하고 있습니다.
책으로 펴내고자 하는 아이디어나 원고는 메일로 보내주세요.
교우미디어는 전과정을 책임지고 최선을 다하겠습니다.

값 15,000원

교우미디어는 (주) 교우의 Imprint 사입니다.

잘못된 책은 구입하신 서점에서 교환해 드립니다.

서문

현대인들이 공해와 복잡 다양한 사회 속에 환경오염과 각종 스트레스, 과중한 업무, 인간관계 상실등 원인도 모르는 질병에 고통 받고 살아가는 모습을 보면서 안타까운 마음을 가지고 있던 중 약사의 임상 경험을 모든 사람들이 정확히 알고 실천해서 건강한 삶을 살아가기를 바라는 마음에서 펜을 들었다.

1988년에 약대를 졸업하여 약국에서 상담을 하던 병아리 약사 시절부터 30년이 지난 지금까지 우리 몸이 이렇게 정직할 수 있다는 것에 놀랍고 정신과 육체가 치유되는 과정에 감탄한다.

우리 몸에 나타나는 병에는 항상 원인이 있다.

그 원인이 궁금하고 근본적인 치유를 하고 싶다는 생각에 "얼굴을 보면 몸 속의 오장육부가 보일 때 까지 공부를 해보자"라는 꿈을 품고 30년 동안 운이 좋아 양약, 한약, 영양요법, 심리치료, 사주오행 등 우리나라의 저명하신 분들께 공부한 결과 다섯 가지만 실천하면 된다는 결론에 도달했다.

1. 스트레스를 받지 않는다
2. 다이어트를 한다
3. 나에게 맞는 식이요법을 한다
4. 충분한 수면을 취한다
5. 운동을 많이 하여 근육을 강하게 한다

살이 찌는 것, 피부가 나빠지는 것, 근육과 관절이 약해지는 것과 호르몬 기능이 저하되는 것, 고혈압, 당뇨병, 심장병, 고지혈증, 뇌졸중, 암을 치유하기 위해서는 위 5가지를 실천하면 된다.

건강하기 위해서는 절대 몸에 무리를 하지 말아야하고 나 자신이 어떤 체질인지 알아야하며 내 체질에 맞는 음식으로 식이요법을 해야 한다.

"걸으면 살고 누우면 죽는다"라는 말처럼 운동은 몸을 치유하고 더 젊게 한다.

그래서 저자도 10년째 전국의 산을 등산하고 있다. 이 책을 읽는 모든 분들께 등산을 권해 드린다.

이 책을 쓰게 된 동기는 병에 걸려 수술하지 않게 미리 예방하고, 암이 생기지 않게 하여 의료비를 절감하고 삶의 질을 높여 최고로 행복한 정신과 육체의 건강을 추구하는 것이다.

이 책이 나오기까지 약국에 찾아오신 모든 환자 분들께 감사드립니다.

영양요법의 근본을 깨우쳐주신 약업계의 대가이신 박영순회장님,

한약의 원리를 알려주셔서 품격 있는 상담을 하게 해주신
김재익사부님,

다이어트는 영양요법으로 한다는 것을 알려주신 다이어트의 전문가
정숙희원장님,

중국까지 가셔서 정통으로 배운 중의학을 전수해 주신
김성수사부님,

최고로 흡수가 잘 되는 천연 콜라겐 앰플을 개발해 주셔서 병원과 한방 병원에서 치료가 안 되는 병의 체질개선을 하여 병을 치유하게 해주신 윤규형사장님께 감사드립니다.

태어난 생년월일시간으로 타고난 오장육부를 알게 하여 미래에 나타날 병을 예측하게 해주신 무산사부님께 감사드립니다.

이 책이 나올 수 있도록 힘써 주신 교우미디어 사장님과 이소정과장님, 모든 직원분들께도 감사드립니다.

30년 동안 약국에서 공부하고 상담하는 저를 이해하고 힘이 되어준 가족들에게 감사한다.

한약의 중요성을 깨닫게 해주신 아버지, 열정과 헌신의 참모습을 보여 주신 어머니께 이 책을 바칩니다.

2019년 4월

지리산에서

약사 **장 형 순**

추천의 글

암, 당뇨, 성인병 등 모든 질환은 증상의 치유가 아니라 다이어트 식이요법과 영양요법 운동요법의 삼위일체.

암, 당뇨는 항암 주사 투여, 항암제, 당뇨약 등을 먹어서 치료되는 것이 아니다. 우리의 먹거리에 따라 인체의 미묘한 생리 조정에 의하여 자신에게 맞는 음식을 먹으면 내부로부터 발생하는 자연치유력에 의해 치유가 되어 건강한 신체를 이루게 되는 것이다.

현대의학의 치료 방법을 대증적인 것이라고 한다면 식이요법, 영양요법, 운동요법은 근본적인 치유방법이라고 말하지 아니할 수 없습니다.

저자 장형순 약사는 개국약사로서 환자에 대한 카운셀러일 뿐만 아니라 대단히 학구적이어서 중의학, 동양의학, 주역 등 여러 분야의 학문을 공부하였습니다.

"피부가 예뻐지고 근육이 강해지는 다이어트"를 목표로 무엇을 먹을 것인가? 식이요법, 기능을 강화하고 체질개선을 위한 영양요법, 체내 독소를 배출하고 근육을 강화하는 운동요법 등 개개의 질환에 따른 맞춤형 건강요법 플랜을 완성하여 주었습니다.

약학과 한의학을 공부한 약사에 의해 작성된 "장약사 다이어트"는 현대의 모든 질환은 그 시대의 먹거리에 의해 결정되므로 이에 따른 식이요법, 몸의 근간을 이루는 영양요법, 운동요법을 서술하여 모든 질환을 다스리는 진정한 방법을 환자나 임상 치유를 공부하는 약사들이 이 책으로부터 얻을 수 있다는 것은 기쁜 일입니다.

많은 환자와 약사님들에게 여러 질환에 대한 치유의 성서가 되리라 생각합니다.

어느 누구나 쉽게 실천할 수 있게 정리하여 생활의 과학화에 크게 이바지하는 책이라 생각하며 환자, 가족, 보호자, 약사님들에게 권장하는 책입니다.

2019년 4월

게놈앤내츄럴바이오 대표이사 윤 규 형

추천의 글

장형순약사님은 열정적으로 약국을 잘 해나가시는 분이시다.
약국만큼 강의도 많이 하신다.

같은 약사로서 강의를 들을 때마다 해박한 지식과
긍정의 에너지가 어디서부터 오는지 참으로 감탄하곤 했다.

평소 강의하시던 다이어트에 대한 모든 정보와 실제 치험례를 구체적으로 모아 책으로 펴내셨다. 장약사님의 그간의 노력의 결정체라고 본다.

책에 실린 실제로 입증된 사례들을 보면 그 효과가 참으로 대단하여 놀랍고, 특히 다이어트를 한 후 되찾은 건강에 대한 희망의 메시지에 박수를 보내게 되며, 다이어트에 대한 갖가지 풍부한 정보는 내용이 방대하고 깊으며 배울 점이 많아 더욱 놀라게 된다.

현대인은 늘 무언가 채우며 살아간다. 그래서 몸도 마음도 늘 무겁다.

책에는 그것들이 영양이 아니라 모두 독소임을 강조한다.

식이를 지도하고, 운동을 강조하며, 영양을 보충해주는 장약사만의 비법으로 해독시키고, 독소를 배출시키며 완성한 다이어트는 건강한 몸으로 다시금 되돌려줄 것이라 믿는다.

책에 적힌대로 따라한다면
누구나 쉽고 정확하게 몸과 마음을 정화시킬 수 있으리라 굳게 믿는다.

그리하여 이 땅을 살아가며 몸과 마음이 무거운 모든 분들께
이 책이 희망이요 좋은 이정표가 되어
본래의 행복하고 건강한 자아를 찾길 바란다.

2019년 4월

약학박사 **최 복 자** 드림

(현. 대가대 한약제제학 겸임교수)

추천의 글

우리는 건강하려면 운동을 해야 한다고 생각한다. 하지만 운동보다 먹는 것이 더 중요하다는 사실을 간과하고 있다. 이 책은 무엇을 어떻게 먹어야 하는지 일깨워 주는 책이다!

환갑이 되려면 아직 몇 년이나 남았는데, 고등학교 동창들이 모인 단톡방에 누구는 지주막하출혈로 보름간 의식이 없어서 아무것도 몰랐다는 글이 올라오고, 누구는 회장루 복원수술이라는 듣도 보도 못한 병으로 수술을 했는데 장 유착이 되어 다시 수술을 한다는 글이 올라오는 것을 보면서, 무엇이 그들을 저렇게 만들었는지, 그리고 나도 그 친구들처럼 되지나 않을까하는 의문과 두려움을 가진 적이 있었다.

나는 저자가 쓴 건강의 지침서인 《장약사 다이어트》의 다음 내용을 읽으면서 의문의 실마리를 찾았다. "다이어트를 하는 이유는 살을 빼서 멋진 옷을 입는 것도 중요하지만, 더 큰 목적은 근육을 강화시키고 몸 속의 노폐물을 배출시켜 관절통과 근육통을 치료하고 고혈압, 당뇨병, 심장병, 고지혈증, 뇌졸중을 예방하고 치료하며 암을 예방하는 고차원적인 목표가 있는 것이다"라는 글에서 다이어트가 중요하다는 것을 알게 되었다. 과거에는 영양이 부족해서 먹는 것이 중요했다면, 지금은 영양이 과다해서 먹는 것이 중요한 시대가 되었기 때문이다.

약학을 전공하고 한의학, 주역, 심리학 등 여러 분야의 학문을 섭렵한

저자는 병을 치료할 때 증상보다는 근본에, 약보다는 자연치유력에 초점을 맞추고 있다. 또한 이러한 학문적 토대와 수십 년의 약사로서의 임상 경험을 바탕으로 각종 질환에 대한 식이요법, 영양요법, 운동요법을 제시하고 있다는 점에서, 이 책은 실제 병을 앓고 있는 많은 이들에게 실질적인 도움을 줄 수 있을 것으로 기대된다.

저자는 평소 건강 때문에 고통 받고 있는 이들을 위해 쉽게 이해할 수 있고, 실생활에 바로 적용 가능한, 하지만 전문성이 있는 책을 써야겠다는 이야기를 자주 하곤 했다. 실제 이 책을 읽으면서 우리가 건강하지 못한 이유를 알게 되었고, 왜 다이어트를 해야 하는지 쉽게 이해가 되어서 다이어트를 실천에 옮기는데 큰 도움이 되었다. 이번 기회에 용이성, 실용성, 전문성을 갖춘 건강 서적이 세상에 나오게 된 것을 매우 기쁘게 생각하고, 이 책이 건강 때문에 고통 받는 이들의 건강지킴이가 되기를 간절히 바란다.

2019년 4월

경영학박사 **김 영 교**

(현, 송원대학교 경영학과 교수)

CONTENTS

1부 • 다이어트

4장 다이어트에 좋은 차 / 73

5장 칼로리 / 88

2부 • 호르몬

1장 여성 갱년기 증상 / 106

CONTENTS

3부 • 근육과 관절

4부 • 피부

CONTENTS

“

1부
다이어트

”

1장 어떤 사람이 다이어트를 해야 하는가

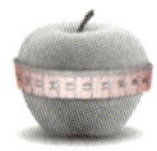

1. 몸에 열이 많은 체질

선천적으로 몸에 열이 많게 타고난 체질이 있다. 이런 체질이 스트레스를 받으면 더 열이 많아진다. 커피와 우유, 빵, 면, 짜고 매운 음식, 단 음식을 먹으면 오장육부를 더 뜨겁게 만든다. 열이 많은 체질은 기운이 넘치므로 식욕이 왕성하고 소화력도 좋다.

열이 계속 많아지면 몸 속에 열독이 생긴다. 그로 인해 안구건조증이 생기고 눈이 충혈되고 잇몸이 약해진다. 잇몸이 약해지면 잇몸에서 피가 나거나 이가 흔들리고, 심하면 이가 빠지기도 한다. 열독이 근육으로 나타나면 어깨통증과 뒷목이 뻣뻣해지는 증세가 나타난다.

요즘의 식생활은 많은 육고기를 먹고 있으며 우리나라가 커피공화국이라는 말이 나올 정도로 커피가 대중화되어 있다. 빵은 거의 주식처럼 먹고 있어 밥보다 빵을 더 좋아하는 사람들이 많아졌다. 이런 육고기와 커피, 빵을 매일 먹는 열이 많은 체질이 역류성 식도염, 위염, 위궤양, 위통, 소화불량, 변비로 고통스러워한다.

이런 고통을 어떻게 해결할 수 있을까? 그것은 몸 속에 쌓인 열독을 풀어내야 한다. 육고기와 커피, 빵을 줄이고 채소와 두부, 검정콩, 오이, 배추, 양배추를 많이 먹는다. 스트레스를 줄이기 위해 명상과 복식호흡을 한다. 저녁에 야식을 하지 않고 6시간 이상 잠을 충분히 잔다. 그리고 가장 중요한 것은 장에 쌓인 노폐물을 배출하고 살을 빼는 것이다. 여름철 무더위에 갈증이 날 때 시원한 냉수를 마시면 갈증이 해소되 듯 살을 빼면 신기하게도 몸 속의 열이 없어져서 역류성 식도염, 어깨통증, 허리통증이 치료된다. 걷기 운동을 많이 해서 땀으로 열독을 내보내는 것도 중요하다. 열이 많은 체질은 살이 찌면 병이 된다. 그래서 비만은 병이라고 한다. 열이 많으면 찬란한 태양이 빛나는 여름처럼 몸 속의 대사가 잘 되기 때문에 살이 찌면 안 되는 것이다. 몸에 열이 많은 체질이 다이어트를 할 때 필요한 좋은 단백질로는 검정콩, 두부, 바지락 등 간을 시원하게 해주는 식품이 가장 좋다.

2. 몸이 찬 체질

선천적으로 몸이 차게 타고난 체질이 있다. 겨울에 추우면 눈이 와서 꽁꽁 얼어 있을 때가 있다. 추운 겨울에는 혈액 순환이 안 되며 활동할 기운이 부족하다. 그래서 여름보다 겨울에 더 소화가 안 되고 손발이 차가운 수족냉증으로 움직이기 싫어하고 힘들어 한다. 그 증세가 더 심해지면 무릎이 시리고 허리가 아프고 부종이 생기고 살이 찐다. 부종 때문에 몸이 더 무거워지고 통증을 느끼는 것이다. 여러 체질 중에서 몸이 차게 타고난 체질이 가장 쉽게 살이 찐다. 활발한 대사가 안 되기 때문이다. 겨울에는 땅속에 씨앗을 심어도 햇볕이 뜨겁지 않아서 씨앗이 자라지 못하는 원리와 같다.

살이 쉽게 찌고 살을 빼기 가장 힘든 체질은 몸이 찬 체질이다. 몸을 따뜻하게 만들어 대사가 잘 되게 하려면 겨울에도 운동을 꼭 해야 한다. 차가운 체질은 기운이 약하므로 항상 기운을 강화하는 식이요법과 운동요법이 필요하다. 요가보다는 심폐기능을 강화하는 빠른 걷기 운동과 등산이 좋다. 몸에 열이 많아서 생기는 역류성 식도염이나 위장병이 없으면 몸을 따뜻하게 하는 커피와 대추차, 유자차, 생강차, 홍차, 수정과를 마시면 좋다. 몸이 차면 수독이 쌓인다. 찬 수분(물)을 밖으로 배출하지 못해서 몸 속에 병이 생기는 것이다.

예전에는 몸이 찬 체질이 암에 더 잘 걸린다고 했다. 그런데 요즘에는 암이 스트레스와 관련이 많다는 개인적인 생각이 든다. 여기에서 스트레스는 정신과 육체적인 스트레스 둘 다 해당된다. 매일 먹는 음식 속의 독소도 계속 쌓이면 암에 걸리는 원인이 된다. 그래서 몸이 찬 체질은 병을 예방하기 위해서 쉽게 찌는 살을 빼려고 더 많은 노력을 해야 한다. 몸이 찬 체질이 살을 빼는 다이어트를 할 때는 기운이 빠지지 않도록 해야 한다. 기운이 빠지지 않으려면 몸을 따뜻하게 하는 식품이 필요하다.

몸이 찬 체질이 다이어트를 할 때 필요한 좋은 단백질로는 닭고기와 소고기가 따뜻한 성질이므로 닭 가슴살과 소고기와 두부를 섭취하면 가장 좋다.

3. 몸에 습이 많은 체질

선천적으로 몸에 습이 많게 타고난 체질이 있다. 습은 쉽게 표현하면 여름 장마철의 날씨를 생각하면 된다. 여름 장마철은 불쾌지수가 높아서 근육이 무겁고 머리가 맑지 않다. 습은 오장육부로 보면 비장과 위장에 나타난다. 습이 많게 타고난 체질은 비장과 위장에 용종이 생겨 수술한 경우가 많다. 그래서 이런 체질은 기름진 음식을 피해야 하고 밤늦게 음식을 먹지 않아야 한다. 몸 속에 습이 많은 체질은 기름진 음식과 밤에 먹는 음식으로 몸 속의 습이 더 많아져서 활발한 대사가 안 되기 때문이다.

우리 몸은 타고난 체질에 따라 병이 나타나는데 식이요법으로 몸의 체질을 개선하지 않으면 약한 부위로 병이 나타난다. 이런 체질은 운동을 많이 해서 몸 속의 습을 땀으로 배출해야 한다. 이런 체질은 대부분 땀이 아주 많이 난다. 몸 속에 습이 많게 타고났으므로 땀이 많은 것은 당연하다. 습 때문에 쉽게 살이 찌고 몸이 무겁고 쉽게 찐 살이 잘 빠지지 않는다. 이 습을 빼주는 음식으로 좋은 것은 모든 버섯이며, 비장과 위장이 복부에 있기 때문에 복부비만이 가장 많은 체질이다. 몸에 습이 많은 체질이 다이어트를 할 때 필요한 좋은 단백질로는 버섯과 두부, 검정콩을 섭취하면 가장 좋다.

4. 관절과 근육이 약한 체질

퇴행성관절염의 주 원인은 비만과 호르몬 부족이다. 20대 젊은 사람도 살이 찌면 허리통증과 무릎통증, 발목통증이 생긴다. 호르몬 기능은 20대 후반부터 감소하기 시작하고 35세 전후는 골밀도가 감소하며, 45세 전후는 신체의 모든 기능이 약해지고 근육통과 관절통이 생기게 된다.

우리 몸의 근육은 650개로 약 45%, 뼈는 206개로 약 12%이므로 근육과 뼈가 전체 무게의 약 60%에 해당하는 중요한 부분이다. 허벅지는 간 경락에 해당하는 근육이고 종아리는 심장 경락에 해당하는 근육이다. 우리 몸의 피는 전체가 6리터인데 그 중 3분의 1인 2리터가 약 1.5kg의 간에 저장되어 있다. 간에 저장되어 있는 2리터의 피를 심장이 잘 짜서 머리끝부터 발끝까지 돌려주므로 뇌로 생각하고, 눈으로 보고, 귀로 듣고, 팔로 움직이고, 다리로 걸어 다닌다.

우리 몸에서 중요한 작용을 하는 근육은 간과 비장이 담당한다. 그래서 간의 해독기능과 비장의 소화기능이 중요하다. 종아리에 쥐가 나는 증상은 심장근육이 약해진 것이다. 허벅지 근육이 튼튼한 사람이 당뇨병에 걸릴 확률이 적은 이유는 허벅지가 간에 해당하는 근육이기 때문이다. 우리 몸 속 근육의 70%는 하체 근육에 있다. 복부비만이 되는 것은 70%에 해당하는 하체 근육이 약해졌다는 것이다.

퇴행성관절염은 체중을 받는 부위인 무릎, 허리, 척추, 발목에 주로 생긴다. 일반인의 표준체중보다 더 체중이 많거나 운동을 하지 않으면 관절염이 잘 생기며 하체 근력을 늘리면 몸 속의 근육량이 늘어나게 되어 관절과 근육이 더 강해진다. 근육이 약해지기 시작하는 45세 이후에는 우리 몸에서 근육이 더 중요한 역할을 한다. 건강한 관절과 근육을 위해서는 먼저 살을 빼야 한다. 다이어트를 하면서 운동을 하는 가장 중요한 이유는 섭취하는 음식량이 줄어들어서 생기는 근육의 손실을 방지하기 위한 것이다.

5. 성인병이 있는 체질

콜레스테롤 수치가 높은 사람은 낮은 사람에 비해 고혈압 발생률이 높다. 콜레스테롤 수치가 높으면 동맥경화증이 발생한다. 동물성 식품에는 동맥경화증을 일으키는 성분인 콜레스테롤과 중성지방이 들어있다. 살이 찌면 혈압이 올라간다. 비만과 스트레스는 혈압을 올리고 비만은 심장에 부담을 더 많이 주므로 상체비만이 하체비만보다 더 해롭다. 콜레스테롤 수치가 높으면 심장병이 일어날 가능성이 높다. 그러므로 콜레스테롤 수치를 내리면 심장병을 예방할 수 있다. 비만인 사람이 날씬한 사람보다 고혈압이 많으며 비만인 사람이 소금을 더 많이 먹으면 고혈압이 될 위험이 높아진다. 콜레스테롤 양이 감소하면 심근경색의 위험이 20~30% 감소한다고 알려져 있으며 고혈압, 당뇨병, 심장병, 고지혈증, 뇌졸중 등의 성인병을 예방하고 치료하려면 반드시 다이어트를 해야 한다.

6. 피부병이 있는 체질

피부병이 있는 체질은 대부분 몸 속에 열이 많다. 그래서 양약으로 근본적인 치료가 되지 않는다. 대상포진, 아토피, 알레르기 피부염, 여드름, 구내염, 무좀, 탈모, 기미, 주근깨, 물사마귀, 피부건조증, 다한증 등 열독으로 생기는 피부병을 치료하려면 다이어트를 하여 열독을 내려 주어야 효과가 아주 좋다. 피부병을 치료하는 식이요법으로는 피부의 수분을 빼앗는 열이 나는 음식이나 인스턴트 식품과 가공식품 등은 피하고 밤에 먹는 야식을 금해야 한다.

열이 나는 식품은 커피와 육고기, 빵, 라면, 밀가루 음식, 과자, 튀김, 햄버거, 피자 등이 있다.

열을 내려주고 수분을 보충해주는 식품은 오이, 배추, 양배추, 상추, 양상추, 브로콜리, 콜라비 등이 있다.

몸 속의 열을 내려야 피부병이 치료되는데, 살이 찌면 몸 속의 열이 더 많아지므로 살을 빼는 다이어트를 해야 피부병이 치료될 수 있다.

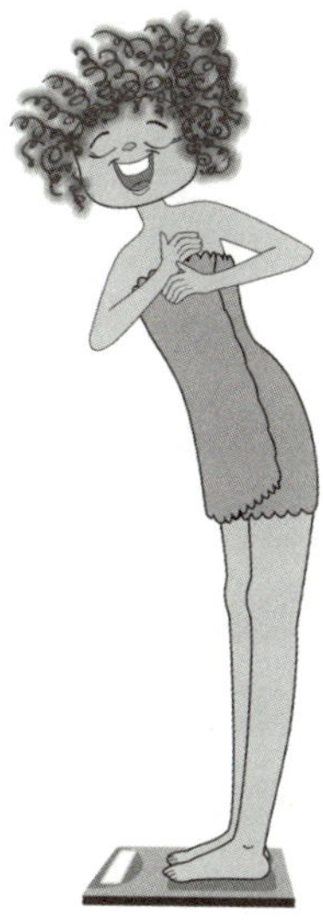

2장 다이어트 체험수기

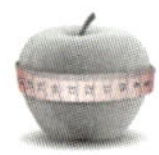

1. 간수치, 지방간, 고지혈증, 이명이 좋아졌다

43세 남성 173cm, 89kg 고도비만, 10개월에 22kg 감량(67kg)

발목통증, 허리통증이 심하고 목 디스크와 양쪽 귀에 이명이 심한 상태였으며, 불면증과 심한 코골이를 동반한 수면장애가 있었고, 매년 종합검진에서 고지혈증, 지방간 등 10여개 이상이 비정상 수치로 나왔다. 다이어트 이후 대학병원 종합건강검진에서 고지혈증, 지방간이 없어지고 간수치 등 각종 비정상 지표들이 10여개 모두 정상수준으로 개선되었다. 허리통증, 발목통증이 치료되어 지리산 종주와 한라산 사계절 등반 등 전국의 명산을 등산하게 되었다. 다이어트 시작 초반 2개월은 식이요법을 하지 않고 운동만 했더니 체중감량이 미비

했다. 3개월부터 운동과 영양요법, 식이요법, 체질개선을 같이 하게 되면서 월평균 3kg 체중감량(월 최대 5kg 감량)이 되었다. 10개월차에 22kg 체중감량에 성공했다.

체중감량 목표에 성공한 이후 요요현상을 예방하고 몸의 유연성을 키우기 위해 걷기 운동과 수영을 하면서 식습관 개선도 계속 유지하였다. 10개월간 22kg 체중감량하고 나 자신과의 싸움을 통해 예전보다 강한 정신력과 의지력을 키웠으며 날씬해진 몸매를 보면서 삶의 자신감도 커져 생활에 활력이 넘쳤다. 다이어트를 한 것은 최고의 행운이었다고 생각한다. 아쉬운 점은 처음부터 식이요법을 같이 했더라면 더 빠른 다이어트가 되었을 것이라는 확신이 들었다.

식이요법 탄수화물 섭취량을 줄이고 단백질 섭취량을 늘렸다. 아침 식사로 사과와 토마토, 달걀 후라이, 통곡물식빵 2쪽을 먹고 점심과 저녁은 밥을 반공기로 줄이면서 채소, 나물, 두부를 먹고 회식 자리는 맥주 2잔 이내로 줄이고 라면과 국수를 먹지 않고 야식도 끊었다.

영양요법 몸 속에 쌓인 지방을 분해하는 대사를 강화하기 위해서 호르몬 기능과 근육기능을 강화하는 콜라겐 앰플을 복용하였으며 간에 열이 많아 간의 열을 내리는 체질개선탕제를 복용하였다. 또한 복부와 혈관의 노폐물을 배출시키고 근육이 약해지는 것을 예방하기 위해 근육 영양제를 복용하였다.

운동요법 매일 아침 1시간씩 집중적으로 운동을 하였다. 공원 운동장에서 유산소 운동인 걷기 운동을 하고 바로 이어서 팔굽혀펴기와 윗몸일으키기, 아령을 이용한 근력운동을 30분 이상 해서 운동량을 최대로 늘렸다.

2. 호흡곤란, 부종, 코골이, 쥐가 나는 증세가 없어졌다

45세 여성, 158cm 75kg, 3개월에 10kg 감량(65kg)

TV볼 때 뱃살이 많이 겹쳐서 호흡곤란이 있었고 자다가 종아리에 쥐가 나는 증세가 있었는데 감량 후 그러한 증세가 없어졌다. 또한 살이 쪄서 코골이가 심했는데 없어졌고 생리통이 있었는데 없어졌다. 생리가 검게 뭉쳐 나오는 어혈 증세가 있었는데 선명한 색으로 깨끗하게 나오고 생리양도 많아졌다. 심한 무릎통증과 허리통증, 어깨통증이 없어졌으며 원래 몸이 무거웠는데 전체적으로 살이 빠지니 새털처럼 가벼워졌다. 아침에 일어나면 눈과 얼굴과 손가락의 부종이 심했는데 부종이 없어졌으며 장에 가스가 많이 차서 방귀 냄새가 심했는데 가스가 없어지니까, 평소 아이들이 엄마를 방귀대장으로 불렀는데 방귀도 없어졌다. 피부가 더 맑고 투명해져 아가씨 같다는 말을 듣게 되었다.

원래 변비가 있었는데 음식을 적게 먹으니 변비가 더 심해졌다. 그래서 변비를 치료하기 위해 배추와 오이를 씹어서 먹고 1주일에 한 번 돼지고기, 술을 조금 먹었다. 술자리나 식사 자리를 줄여 인생의 재미가 덜했지만 그래도 그 재미보다 옷가게에 가서 마음에 드는 예쁜 옷을 고를 수 있어 자신감이 생기게 되어 더 기분이 좋다.

식이요법 감소한 호르몬 기능을 강화하고 피를 최대로 만들어주는 콜라겐 앰플 2병을 먹고 저녁은 안 먹었다. 아침에는 달걀 2개, 베지밀 1개만 먹었다. 점심은 1/2 공깃밥, 사과 1/4개, 커피 1잔으로 식사를 했다.

영양요법 근육통(무릎통증, 허리통증, 어깨통증)을 치료하기 위해 근육강화와 피부 탄력에 좋은 콜라겐 앰플 2병을 저녁밥 대신 복용하였다. 그동안 복부에 쌓인 독소 배출과 숙변 제거를 위해 장청소를 3일 동안 하였고 간에 좋은 효소를 아침, 저녁 공복에 2포씩 복용해서 변비와 부종을 해결했다.

운동요법 매일 저녁식사를 하지 않고 아파트 계단을 24층까지 올라갔다가 엘리베이터로 내려오는 운동을 5회 반복하고 5kg 무게의 훌라후프를 1시간 돌려서 땀을 빼는 운동을 했다.

3. 역류성 식도염, 위장병, 간수치, 고지혈증이 좋아졌다

21세 남성, 173cm 102kg, 2개월 동안 최대 10kg 감량(92kg)

갑작스런 외식과 폭식으로 인해 고도 비만이 되어 젊은 나이인데 체중이 100kg이 넘어 간수치가 올라가고, 고지혈증이 생기고 역류성 식도염, 위장병까지 생겨 엄마가 놀라서 아들에게 다이어트를 하게했다. 군대를 가야 되는 시기에 이런 몸의 문제가 생겨서 엄마가 걱정이 많았다. 2개월만에 10kg을 감량하니 간수치가 정상이 되었고 역류성 식도염, 위장병, 고지혈증이 좋아졌다.

식이요법 저녁 야식을 끊고 식사량을 절반으로 줄였다. 간의 열을 내리는 체질개선탕제와 근육에 힘이 나는 콜라겐 앰플을 복용했으므로 음식량을 줄여도 문제가 없었다. 21세의 성장기였기에 어지러움증 등의 증세는 거의 없었다. 밤에 음식을 최대로 줄여서 과식으로 인해 균형이 깨져서 병이 된 몸을 정상으로 만들어야했는데 밤에 음식 조절이 가장 힘들었다. 밤에 배가 고플 때는 오이, 당근, 배추, 콜라비 등의 채소를 조금씩 먹고, 쌀로 만든 뻥튀기를 먹었다.

영양요법 간수치를 정상화하고, 역류성 식도염이 좋아지게 하기 위해 간의 열을 내리는 체질개선탕제를 복용하였다. 근육기능을 강화하는 콜라겐 앰플을 하루에 2병 복용하였다. 유산균 영양제를 복용하여 장을 깨끗하게 하고 면역기능을 최대로 하였다.

운동요법 처음에는 쓰러지지 않을 정도로 하루에 2시간 이상의 걷기 운동을 하여 운동량을 최대로 늘렸고 젊은 나이에 다이어트를 하게 되어 효과가 빨랐다. 10kg을 뺀 뒤 걷기와 헬스를 1시간 이상 하면서 다이어트를 계속했다.

4. 불치병이라는 통풍이 없어져 통풍약을 끊었다

59세 남성, 180cm 97kg, 3개월에 8kg 감량(89kg)

대망의 89kg에 도달하니까 불치병이라는 통풍이 없어져서 그동안 먹었던 통풍약을 끊게 되었다. 보는 사람마다 멋있어졌다, 젊어졌다 해서 기분이 좋았다. 몸도 가벼워지면서 발걸음이 가볍고 경쾌해졌다. 자신감이 생겼다. 아쉬운 점은 나이 들어 다이어트를 하니까 피부의 탄력에 신경이 쓰였다. 다이어트도 젊을 때 해야 좋겠다는 생각이 들었으며 젊은 분들께 꼭 권하고 싶다. 다이어트를 할 때 피부 관리도 해야 하니 꼭 젊을 때 다이어트를 해서 날씬한 몸매와 탄력 있는 피부 2가지 모두 성공하길 바란다.

식이요법 모든 식사량을 절반으로 줄였다. 식사 약속이 없어서 안 먹어도 되는 날은 저녁을 확실하게 굶었다. 국의 국물을 먹지 않기 위해 숟가락을 사용하지 않고 젓가락만 사용했고 술을 거의 끊었으며 배가 고플 때는 배추, 당근, 오이를 먹었다.

영양요법 근육에 좋은 근육 영양제를 아침, 저녁 복용하였으며 장의 노폐물을 빼내는 장청소를 3일 동안 하였다. 변비와 숙변 제거에 좋은 효소를 아침과 저녁에 2포씩 공복에 복용하였다.

운동요법 차를 타지 않고 많이 걸어 다녔으며 퇴근 후 집근처에서 걷기 운동을 1시간씩 했다. 걷기 운동으로 땀을 빼주니 피부의 노폐물이 빠져 나가는 듯 피부가 맑아졌다는 것을 느꼈다. 살이 빠지고 운동을 하니 근육이 가벼워져서 좋았다. 운동을 한 이유는 평소에 먹던 음식량을 줄여서 근육이 약해지는 것이 걱정이 되어 매일 꾸준히 하였다. 야근으로 인해 늦은 퇴근과 모임 등으로 늦어질 때에도 1시간씩 하는 운동은 빼지 않고 꼭 하고 잠자리에 들었다.

5. 없어졌던 생리를 하게 되고 심한 아토피와 부종이 치료되었다

26세 여성, 161cm 95kg, 1개월에 9kg 감량(86kg)

최고의 체중으로 최악의 몸상태가 되었다. 이렇게 체중이 늘게 되니 생리가 3개월에 한 번씩 있거나 6~7개월에 한 번씩 있게 되는 생리 불순이 생겼다. 생리 불순이 되니 몸에 노폐물이 쌓이면서 몸도 심하게 붓고 원래 있던 아토피가 더 심하게 되었다. 손가락, 입술주위, 눈두덩이 등 여린 살 부분의 피부가 모두 갈라지고 피부 껍질이 벗겨져 극심한 가려움증이 생겼다. 손가락 마디마디마다 진물과 염증이 심하게 나타났다. 이런 심각한 증세가 나타났다가 조금 줄어 들었다를 반복한 상태가 이어졌다. 독한 마음을 먹고 1개월에 9kg을 감량했다. 그랬더니 생리 불순이 없어져 1년에 몇 번 안하던 생리가 있게 되었고, 더 중요한 것은 생리양도 많아져서 예전에 4일정도 하던 것이 7일정도 하게 되었다. 생리 색깔도 선명해서 좋았고 생리통도 없어졌다. 생리가 정상이 되니 그동안 엄청난 스트레스였던 부종이 치료되었고 심한 아토피가 좋아지고 몸도 가벼워졌다.

식이요법 술과 밤에 즐겨먹던 야식을 끊었고 탄산음료와 빵을 끊었다. 식사량도 평소 먹던 양의 1/2로 줄였고 물을 자주 마셔 공복감을 달래주었다. 밤에 배가 많이 고플 때는 물과 오이와 양상추와 당근으로 허기를 달랬고 칼로리는 최대로 줄였다.

영양요법 독소가 많이 쌓인 몸이어서 처음 3일 동안 장청소를 하였고 장의 노폐물을 배출시키는 효소를 복용하였다. 피가 많이 부족해진 상태여서 피를 많이 만들어주고 간의 열을 내리는 체질개선탕제를 복용하였다. 다이어트 후 어지러운 증세와 근육이 약해지고 피부 탄력이 줄어드는 것을 막기 위해 단백질과 비타민 영양제를 복용하였다.

운동요법 매일 1시간 30분 이상 땀을 흘리며 걷기 운동을 하여 몸속과 피부의 독소가 빠져나가서 피부가 아기 피부처럼 부드러워졌고 피부의 보습을 위해 운동을 하면서 많은 양의 물을 마셨다. 하루 2리터 이상의 물을 마시고 피부에 좋은 오이를 꼭꼭 씹어 먹어 피부에 수분 공급을 하였다.

6. 전립선기능이 좋아지고, 심장이 약해 숨이 차는 증세가 개선되었다

63세 남성, 170cm 99kg, 처음 6개월에 8kg 감량, 이후 6개월에 7kg 감량, 1년에 총 15kg 감량(84kg)

살이 찌니까 가장 불편한 점은 전립선 기능이 저하되어 소변이 개운하지 않아 많이 힘들었다. 두 번째는 심장 기능이 약해져서 고혈압약과 심장약을 병원에서 처방 받게 되었는데 복용해보니 정력이 감퇴되고 심장이 더 약해지게 될 것 같다는 느낌이 들어 1주일만 복용하고 고혈압약과 심장약을 복용하지 말아야겠다는 강한 의지로 다이어트를 하게 되었다.

원래 운동을 아주 싫어하고 운동이 습관이 되어있지 않아 격렬한 운동은 불가능해서 운전을 하지 않고 걷는 정도의 운동을 하였다. 체중을 10kg 감량하니 전립선 기능이 좋아져서 소변을 개운하게 볼 수 있게 되어 기분이 아주 좋았다. 평소 운동 부족과 과다한 체중으로 걸을 때 숨이 많이 차고 호흡이 힘들었으며 낮은 산을 등산할 때도 200미터 정도만 올라가도 심장에 통증이 있었는데 심장기능이 좋아져서 심장의 통증이 없어졌다. 무릎통증이 심했는데 모두 좋아졌다.

다이어트를 하게 되니 먼저 윗배가 들어가고, 다음에 허리가 들어간 다음에, 얼굴 살이 빠지면서 마지막으로 아랫배가 들어가니 허리통증 또한 좋아졌다. 뒷머리가 멍하고 뒷목이 뻣뻣한 증세가 없어지니 머리가 개운해져서 머리 쓰는 일을 할 때 집중력이 좋아져서 일을 잘 할 수 있게 되었다. 가장 큰 변화는 외부 시선에 대한 자신감이었다. 가장 큰 수확은 고혈압약과 심장약을 먹지 않고도 잘 살고 있다는 것이다.

식이요법　아침 식사만 하는 1일 1식을 하였다. 아침은 평소대로 육고기, 생선, 밥 1공기, 과일 등으로 하였고 점심과 저녁은 먹지 않았다. 가끔 어지러울 때는 땅콩, 호두 같은 견과류를 최소로 먹었고 그렇게 좋아하던 술도 끊었다. 술친구가 없어져 재미는 덜했지만 술을 끊지 않으면 다이어트는 실패할 것이라는 것을 지난 과거를 통해서 알게 되어 강한 의지를 불태워 다이어트에 성공하였다.

영양요법　몸에 습이 많고 근육이 무거운 체질이어서 장에 좋은 유산균을 복용하였다. 나이가 60대이니 근육이 약해지면 안 되므로 근육 영양제를 함께 복용하였다. 다이어트로 피부가 쳐지면 안 좋을 것 같아서 피부에 좋은 콜라겐 앰플도 복용하였다.

운동요법　원래 운동을 좋아하지 않아 특별한 운동은 하지 않았고 대신 집과 근무하는 사무실이 가까워 출근과 퇴근시 30~40분씩 걸어서 했다. 평소 몸에 습이 많아 땀이 많은 편인데 걸어서 출근과 퇴근을 하니 땀을 많이 흘리게 되고 몸 속의 독소가 빠져나가는 듯 몸이 가벼워지고 피부도 맑아졌다. 이런 이유 때문에 다이어트는 꼭 해야 한다고 생각한다. 특히 우리 같은 60대에게 다이어트는 고혈압, 심장병, 당뇨병 등 성인병을 예방하고 전립선 기능이 좋아지기 위해서 다이어트는 반드시 필요하다. 근육의 노화로 약해지는 무릎과 허리의 관절통을 치료하고 치료한 뒤의 예방을 위해서 운동은 필수라고 생각한다. 좋아하는 술을 못 마셔서 재미가 덜 하기는 하지만 술을 덜 마시니 체력이 더 좋아졌다는 생각이 든다. 체중을 줄이니 바지를 줄여야 하고 새 옷을 사야 하는 경제적인 불편함이 있지만 돈을 주고 살 수 없는 것이 건강이니 다이어트를 한 것은 정말 잘했다는 생각이 든다.

7. 간수치와 당뇨수치가 내려갔고, 위장병이 치료되었다

38세 여성, 163cm 70kg, 2개월 동안 7kg 감량(63kg)

젊은 나이인데도 원래 간에 열이 많은 체질로 타고나서 여름을 이겨내기가 힘들었다. 아이를 키우고 일하면서 스트레스가 많아 식사를 많이 하게 되고 군것질을 하면서 스트레스를 푸는 것을 반복했더니 체중이 70kg이 되어 당뇨수치가 올라갔고 간수치까지 올라가게 되었다. 위에도 열이 많아져 소화제를 먹어야 소화가 되는 몸이 되었다. 살을 빼지 않으면 간수치와 당뇨수치를 내릴 수 없다는 말을 듣고 다이어트에 들어가 2개월에 7kg을 감량했더니 간수치가 좋아졌고 당뇨수치가 좋아졌다. 소화가 안 되서 먹던 소화제를 모두 끊게 되었다.

식이요법 1일 3식을 했고 음식량을 1/3공기로 모두 줄였다. 반찬은 아주 싱겁게 요리하여 식습관을 개선했다. 배가 고플 때는 싱겁게 요리한 콩나물과 시금치나물을 많이 먹어 허기도 달래고 영양도 보충하였다. 물을 하루 2리터 이상 많이 마셔 변비도 없었고 어지러움증도 없었다. 배가 고프지 않게 많이 먹었던 콩나물과 시금치나물에 식이섬유가 많아서 변비가 생기지 않은 것이 가장 좋았고 굶지 않고 다이어트에 성공한 것도 큰 기쁨이었다.

영양요법 간과 위장의 열을 내리는 체질개선탕제를 복용하였다. 위장 기능이 좋아지는 유산균을 복용했고 다이어트 중에 생기는 빈혈을 예방하기 위해 다이어트에 좋은 철분 영양제와 단백질 영양제를 복용하였다.

운동요법 원래 운동은 시간을 내서 하고 있었는데 운동만으로는 원하는 다이어트가 안 되고 열을 내리는 체질개선도 안 되었는데 음식량을 1/3로 줄이는 식이요법이 다이어트에 가장 효과가 컸다는 생각이 든다. 다이어트에 운동이 꼭 필요하지만 운동을 하면서 식이요법도 같이 해야 한다고 생각한다.

운동은 아이들이 어려서 많이 할 수는 없었고, 저녁에 집 근처의 학교 운동장을 1시간 30분씩 1주일에 4회 이상 빠르게 걷기 운동을 하여 땀으로 독소를 배출하니 피부도 좋아지고 지방분해가 잘되어 빠르게 살이 빠졌다.

8. 다리가 붓는 증세, 손발저림, 관절통이 없어졌다

43세 여성, 155cm 68kg, 6개월 동안 15kg 감량(53kg)

살이 많이 쪄서 코끼리 다리가 되어 통통 부었고 손발저림이 심했다. 어깨가 많이 아프고 허리통증과 무릎통증이 심했고 점심을 먹고 나면 잠이 많이 와서 힘들었다. 생리 불순으로 생리 색깔도 어두웠다. 15kg 감량을 하고 나니 먼저 다리가 붓는 증세가 없어져서 피곤하지 않게 되었고 손발저림도 좋아졌으며 생리 색깔도 선명하고 맑아졌다. 어깨통증과 허리통증, 무릎통증이 좋아지고 머리도 맑아졌다. 평소에는 점심을 먹고 나면 잠이 왔는데 낮잠이 없어지고 피곤하지 않았다. 피부의 독소가 빠져 나가 피부가 깨끗해져서 몸매와 피부가 좋아졌다고 칭찬을 들으니 자신감이 넘치게 되었다.

식이요법 탄수화물을 최대로 줄이려고 아침은 1/3공기로 줄였고 점심은 1/2공기로 줄였다. 저녁은 1/4공기로 줄였다. 배가 고프다고 느껴지면 오이, 상추, 검정콩을 조금 먹었다. 검정콩을 먹어서 빈혈이 생기지 않았고 피부도 좋아졌다고 생각한다. 모든 식사를 할 때 배가 고프지 않을 정도의 최소량으로 줄였다. 이렇게 줄이는 것이 습관이 되니 나중에는 자연스럽게 최소량의 음식을 먹게 되고, 몸에 좋은 채소를 많이 먹는 식습관으로 변하게 되었다.

영양요법 근육과 피부의 탄력을 위해 근육 영양제와 피부 영양제를 복용하였다. 피부 관리를 위해서 매일 마스크 팩도 하였다. 살이 빠진 뒤의 피부 주름을 예방하기 위해 수분크림과 영양크림, 아이크림을 꼼꼼히 신경 써서 발랐다. 그랬더니 살을 빼고 나서 피부가 더 좋아진 느낌이었다. 살을 빼서 독소가 빠져 나갔고 화장품과 영양제로 피부에 영양까지 듬뿍 준 것이 더 예뻐진 결과가 나왔다.

운동요법 6개월 동안 계속 매일 1시간 이상 걷기 운동을 하여 땀을 빼주었고 근육을 강화하기 위한 근력 운동을 하여 기분이 상쾌했다. 집에서는 TV를 보면서 실내 자전거타기를 하루에 40분 이상 하였다.

9. 간수치가 정상이 되었고 불면증이 치료되었다

48세 남성, 170cm 72kg, 3개월 동안 5kg 감량(67kg)

업무적인 스트레스와 잦은 회식으로 살이 서서히 찌기 시작해 72kg이 되었다. 저녁에 잠자는 시간이 부족하고 숙면을 제대로 하지 못하게 되었다. 건강검진에서 간수치가 높게 나오고 눈이 많이 피곤했으며 복부비만이 심해지고 몸이 무거워 근육통에 시달리게 되었다. 더 이상 몸을 이대로 두면 안 되겠다는 위기의식이 느껴져 과학적인 다이어트에 들어갔다. 3개월 동안 5kg을 감량했더니 간수치가 정상이 되었고 밤에 편안하게 숙면을 하게 되었다. 눈의 피로도 없어졌다. 복부 비만이 없어져 더 젊어지고 더 미남이 되었다는 칭찬을 듣게 되었다. 아침에 일어났을 때 몸이 가볍게 움직이게 되니 활기찬 하루를 시작할 수 있게 되었다.

식이요법 저녁에 회식이 있을 때에도 술과 안주의 양을 최소로 줄였다. 저녁에 먹는 술과 안주와 밥이 살이 찌는 가장 큰 원인이 되는 것을 알았기 때문에 저녁에 밖에서 회식을 해야 하는 경우에 아침식사를 거의 하지 않았다. 점심은 배가 고프지 않게 최소로 먹고 밥을 많이 남겼다. 커피도 끊었다.

영양요법 눈과 근육의 피로를 풀기 위해 간장 영양제를 복용하였다. 숙변을 제거하고 장의 노폐물을 제거하기 위해 3일동안 장청소를 하였으며 숙변으로 인하여 장이 안 좋아져서 유산균 영양제를 매일 복용하였다.

운동요법 매일 걷기 운동을 하고 운동 후 배가 고파도 밤에 먹는 것을 자제했다. 처음에는 저녁에 운동을 하고 야식을 하지 않는 것이 힘들었다. 그러나 일주일동안 야식을 안하니까 적응이 되고 아침에 일어나면 몸이 개운했다. 음식을 먹고 싶거나 운동을 하기 싫어도 지금 건강관리를 하지 않으면 안 된다는 생각을 머릿속에 심어두고 계속 끈기 있게 노력했다. 한번 다이어트에 성공해보니 다이어트가 어렵기는 하지만 먹는 음식을 줄이고 운동량을 늘리는 아주 단순한 것이라는 생각도 들었다. 밖에서 회식 등으로 칼로리 섭취를 많이 해도 집에서 식사할 때는 채소 위주로 식사를 하게 되니까 뱃살이 줄어들었다. 칼로리를 줄이는 방법을 알게 되니 다이어트 후 관리가 잘 되고 이론보다 실제로 실천하는 것이 중요하다는 것을 알게 되었다.

10. 부종과 두통, 허리통증, 무릎통증이 치료되었다

62세 여성, 162cm 72kg, 3개월 동안 10kg 감량(62kg)

몸이 차고 대사가 잘 안 되는 체질이어서 물만 먹어도 살이 찌는 체질이다. 그래서 살이 찌면 허리와 무릎이 아파서 살이 안 찌게하려고 노력을 많이 하는데 갱년기 증세로 살이 찌기 시작했다. 직장 생활을 하다가 퇴직을 하게 되니 활동량이 줄어들고, 긴장감이 떨어져 음식을 더 먹게 되어 72kg이 되었다. 살이 찌니까 무릎통증이 심해지고, 얼굴도 붓고 머리가 아프고, 변비도 생겨 힘들었다. 3개월 동안 10kg을 감량하니 심한 무릎통증과 허리통증이 치료되고 몸이 아주 가벼워지고 부종과 두통도 치료되었다. 예전에 못 입었던 옷들을 입게 되어 자신감이 생겼고 특히 목욕탕에서의 자신감이 다이어트에 성공해서 느끼는 최고의 행복이다.

식이요법 아침과 점심에 두부, 소고기, 달걀 등으로 칼로리를 줄이고 단백질을 섭취했고 밥과 빵은 먹지 않았다. 저녁에 배추, 오이, 당근으로 수분을 보충하고 칼로리를 줄였으며 단맛이 많은 과일은 살이 찌고 당뇨병이 생길 수 있어서 피했고 방울토마토만 10개씩 먹었다. 원래 빵을 좋아하는데 탄수화물이 많은 밥과 빵을 거의 먹지 않고 당분이 많은 과일도 거의 안 먹었다. 부종이 있어서 짠 김치도 거의 안 먹었다. 몸이 찬 체질이기에 소고기를 먹어 몸을 따뜻하게 체질개선을 하였다.

식이요법과 운동요법으로 독소를 빼내면 몸이 좋아져서 병원에 갈 일도 없어진다고 생각한다. 음식을 먹고 싶어 하는 탐욕과 살이 쪄서 게을러진 몸을 만든 나 자신에게 미안한 마음이 든다. 앞으로는 살이 쪄서 심해진 관절염의 통증이 안 생기도록 평소에 다이어트를 잘 해야겠다는 결심을 한다. 퇴직 후에 활동량이 줄어 많이 안 먹어도 되는데 계속 먹게 되었다. 실제로 다이어트를 해보니 저녁에 오이, 당근, 방울토마토 등을 조금만 먹고 밥을 안 먹어도 몸에는 아무런 문제가 없었다. 영양이 필요해서 먹는 것이 아니고 먹지 않으면 안 된다는 착각 속에 살았던 것 같아 지난날의 식습관이 후회스럽다.

영양요법 몸을 따뜻하게 하여 대사를 잘 시켜주고 호르몬 기능을 강화하여 갱년기 증세를 치료해 주는 체질개선탕제를 2개월 동안 복용하였다. 근육과 피부 관리를 위해 근육이 더 강해지는 근육 영양제와 피부에 주름이 생기지 않게 하는 피부 영양제를 복용하였다.

운동요법 아침에 두부, 소고기, 달걀을 먹고 기운을 내서 대사 기능을 강화하려고 1시간씩 빠른 걸음으로 걷기 운동을 해서 땀을 빼주었다. 몸 속에 독소가 많이 쌓여 있었는지 운동하면서 나는 땀에서 심한 냄새가 났다. 이렇게 땀으로 독소를 빼주니 몸도 가볍고 근육도 가벼워졌으며 시력도 더 좋아졌다. 불규칙한 식생활과 운동 부족으로 살이 찌는 것은 우리 몸 속의 오장육부에 독소를 쌓이게 하고 이 독소가 몸을 병들게 한다는 것을 알게 되었다.

11. 수족냉증, 손발의 땀, 생리통이 없어졌다

24세 여성, 165cm 71kg, 4개월 동안 12kg 감량(59kg)

평소에 몸이 아주 차고 부종이 심하고 손발이 차서 수족냉증이 심하다. 특히 허리 아래의 하체가 차고 생리 때 배가 아프고 배가 차다. 손발에 축축할 정도로 땀이 많은 체질이고 가끔 변비가 있었다. 12kg을 감량하니까 몸이 찬 체질이 많이 개선되어 손발이 따뜻하게 되었고 생리통이 없어졌고 손발에 축축한 땀이 없어졌다. 체중이 60kg 이하가 되니 몸짱이 되어 사이즈가 적어진 옷을 입고 외출할 때 자신감이 넘친다. 다이어트로 몸 속의 찬 독소가 빠져나가니까, 차가운 몸이 따뜻하게 바뀌고 몸매도 좋아지고 피부가 탄력있게 변하여 건강한 다이어트에 성공한 것이다. 더 큰 성공은 다이어트 이후로 평소 좋아하던 통닭, 튀김, 밀가루 음식, 빵이 먹고 싶지 않는 체질로 개선되었다는 것이다.

식이요법 첫 달에는 저녁은 굶고 아침과 점심은 1/3 공기만 먹었다. 밀가루 음식이 가장 살이 찐다고 생각하여 밀가루 음식, 빵, 라면, 피자, 튀김은 끊었고 국물 종류는 하나도 먹지 않았다. 밥을 줄여 변비가 생겼다. 원래 몸이 차가워 기가 약해 대사가 안 되는 체질이어서 대변과 소변의 문제를 해결하려고 설탕 없이 커피 1잔을 마셨다. 이렇게 똑같이 1개월 더 식이요법을 하니 2개월 동안 7kg이 빠졌다. 3개월째는 살이 안 빠지기 시작하는 정체기가 왔다. 그래서 아침, 점심을 2/3 공기로 늘리고 이때도 밀가루 음식, 빵, 국물은 먹지 않았다. 4개월째가 되니 5kg 감량에 성공해 총 12kg을 감량하게 되었다. 몸이 얼마나 가벼워지고 따뜻해졌는지 말로 다 표현할 수가 없다.

영양요법 몸 속의 차가운 독소를 배출하는 효소를 아침, 저녁 2포씩 복용하였다. 혈액 순환이 잘 되게 하여 수족냉증을 치료하기 위해 혈액 순환제를 아침, 저녁 복용하였다. 대변과 소변이 시원하게 배출되도록 대사를 높이는 체질개선탕제를 복용해 수족냉증 체질을 따뜻한 체질로 개선하였다.

운동요법 매일 헬스장에서 1시간씩 자전거 타기를 했다. 1주일에 2회 댄스를 1시간씩 했다. 차가운 몸을 따뜻하게 바꾸기 위해 하루 1시간~1시간 30분씩 매일 걷기 운동을 하여 땀으로 차가운 독소를 빼주었다. 걷기 운동을 해서 땀을 빼주고 나면 몸이 따뜻해져 더 가벼워지고 대사가 잘 되고 있다는 느낌이 들어 활력이 넘쳤다.

12. 갱년기 증상인 우울증과 불면증이 치료되었다

53세 여성, 158cm 60kg, 5개월 동안 8kg 감량(52kg)

호르몬 기능이 저하되는 갱년기 증세를 겪게 되어 무기력하고 밤마다 불면증에 시달려 잠을 제대로 못 자게 되는 생활이 반복되니까 우울증까지 오게 되었다. 허리통증도 더 심해졌고 잠을 못 자게 되어 위장도 나빠져서 위장약을 먹게 되었다. 시력이 나빠지고 잇몸도 아주 안 좋아졌다. 갱년기 증세가 있어서 살이 잘 빠지지 않아 1개월에 2kg 살을 빼서 5개월에 8kg을 감량해 52kg이 되었다. 뱃살을 빼기가 가장 힘들었는데 다이어트에 성공하니까 갱년기 증세와 불면증과 우울증이 치료되었다. 몸도 가벼워지고 위장도 좋아졌다. 허리통증도 좋아지고 피부 탄력이 좋아져서 삶이 즐거워지고 자신감이 생겼다.

식이요법 아침은 검정콩을 많이 넣은 현미밥 1/2 공기 식사를 했다. 점심은 1/3공기 식사를 했고 저녁은 밥을 먹지 않고 오이와 당근, 방울토마토를 먹고 시금치는 싱겁게 요리해서 배가 고프지 않을 정도의 최소량으로 먹었다. 양배추도 삶아서 먹었다.

영양요법 갱년기 증세를 개선하기 위해서 호르몬 기능을 강화하는 콜라겐 앰플을 복용하였다. 원래 변비가 있어서 장청소를 3일 동안 했다. 유산균을 아침, 저녁 복용해 위장이 좋아져서 뱃살이 빠지게 하였고 허리통증이 좋아지게 근육 영양제를 복용하였다.

운동요법 1주일에 2회 이상 2시간씩 등산을 하였다. 평소에는 운동장을 꾸준히 걷고 이전에 배운 요가를 집에서 하여 기를 내려 주는 호흡법으로 마음을 편안하게 하였다. 요가는 마음의 안정을 주고, 기를 내려주어 식욕이 저하되도록 해주므로 다이어트를 할 때 식욕 조절에 큰 효과가 있다. 운동을 꾸준하게 하는 것과 식욕을 조절하는 것 모두 근본적인 것은 마음을 조절하는 것이라는 생각이 든다.

13. 허리통증과 땀이 많이 나는 증세가 좋아졌다

39세 여성, 159cm 60kg, 6개월 동안 10kg 감량(50kg)

원래 열이 많은 체질로 타고나서 살이 찌면 근육과 관절이 많이 아프다. 살이 쪄서 땀이 비정상적으로 많아졌으며 허리가 아파서 반듯이 못자고 옆으로 누워서 자야했다. 몸이 무거워 아침에 일어나면 부종이 심했다. 10kg을 빼고 나니까 허리통증이 신기하게 좋아졌고 몸도 가벼워졌고 심각한 부종도 치료되었다. 살이 쪄서 생긴 땀이 많이 나는 증세도 좋아졌다.

식이요법 저녁은 굶고 아침은 두부 100g, 시금치나물, 약간의 김치, 달걀 후라이 1개로 단백질을 공급했다. 점심은 검정콩을 넣은 밥 1/2 공기로 최소량으로 식사했고 저녁에 배가 고파 힘들면 오이와 방울토마토를 약간 먹었다. 오후 5시 이후에는 아무것도 먹지 않았다. 배가 고프면 물만 마셨다.

영양요법 피를 많이 만들어주고 허리통증이 좋아지게 하는 체질개선탕제를 복용하였다. 피부가 좋아지고 근육 기능이 강화되는 근육영양제를 복용하였다. 몸에 쌓인 독소를 배출하기 위해 간에 좋은 효소를 복용하여 다이어트가 잘 되게 하였다.

운동요법 헬스장에 2일에 한 번 가서 러닝머신을 하여 땀을 뺐고, 근육이 강해지는 운동을 하였다. 1주일에 한 번 2~3시간씩 등산을 하였다. 등산 후에는 음식을 최소로 먹어서 살이 빠지게 하고, 갈증이 날 때는 오이와 콜라비를 먹어서 갈증을 해소하고 피부가 좋아지게 하였다.

14. 다이어트 중에 영양의 불균형으로 중단된 생리가 정상이 되었다

26세 여성, 168cm 70kg, 3개월 동안 14kg 감량(56kg)

처음에 탄수화물을 거의 먹지 않고 다이어트를 해서 생리가 중단되었다. 이후 영양을 맞추어 식단을 짜고 철분 영양제와 단백질 영양제를 복용하니까 생리를 다시 하게 되었다. 그래서 다이어트를 하면서 피가 부족하게 되면 안 된다는 것을 알게 되었다. 다이어트 후 몸이 가벼워졌고 모든 컨디션이 좋아져서 자신감이 넘치게 되었다. 현재는 168cm, 60~61kg을 유지하고 있다.

식이요법 아침에는 두유 1개, 달걀 1개를 먹었다. 밥과 라면, 밀가루 음식은 안 먹었다. 점심은 고구마, 상추, 양배추를 먹었다. 저녁에는 닭 가슴살과 채소를 볶아 배가 고프지 않게 최소의 양으로 먹었다.

영양요법 음식을 적게 먹고 다이어트를 하면서 생리가 일시적으로 중단되어 철분 영양제와 단백질 영양제를 복용하였다. 그랬더니 한

달이 지나 다시 생리를 하게 되었다. 다이어트로 인한 근육과 피부의 처짐을 방지하고 탄력 있는 몸매를 위해 비타민과 미네랄 영양제를 복용하였다.

운동요법 매일 2시간 이상 걸었다. 버스를 타지 않고 걸어 다녔다. 저녁에는 매일 20분씩 스트레칭을 했다. 매일 2시간 이상 걸어서 몸속의 지방도 태우고 대사기능을 강화한 것은 좋았는데, 2시간씩 걸으면서 먹는 영양 성분이 부족해서 처음 다이어트를 할 때 생리가 중단되는 것에 깜짝 놀랐다. 그래서 느낀 점은 다이어트는 음식을 먹지 않는 것보다 기본 음식은 먹어야 하고 먹는 음식이 부족해져서 생기는 영양 결핍을 막기 위해 영양제를 복용하면서 운동량을 늘리는 것이 중요하다는 것을 알았다. 건강하기 위해서 다이어트를 한다는 것을 명심하고 건강한 다이어트, 탄력 있는 다이어트를 해야 한다고 생각한다. 다이어트를 하면서 내 몸이 말하는 것에 귀를 기울이며 내 몸을 살펴가면서 다이어트를 해야 한다는 것을 알았다.

15. 허리디스크로 인한 허리통증이 좋아졌고 지성 피부가 개선되었다

32세 남성, 185cm 86kg, 2개월 동안 9kg 감량(77kg)

처음 2주 동안 6kg 감량, 이후 3kg 감량, 원래 몸이 찬 체질로 타고나 추위를 많이 타서 겨울에 몸이 안 좋다. 허리가 약했는데 육고기를 좋아해서 육고기와 밥과 과자를 많이 먹어 체중이 늘어서 허리디스크가 생기고 허리통증이 심해졌다. 통증이 심해서 다이어트를 시작했는데 다이어트에 성공하니 허리디스크로 인한 통증이 좋아지고 몸이 가벼워져서 아주 좋다. 다이어트로 인해 독소가 빠져 나가 피부도 맑아졌다. 차가운 체질이어서 기름기가 많은 음식을 좋아하는데 다이어트를 하게 되어 이런 음식을 먹지 못해서 힘들었지만 몸이 가벼워져서 좋았다. 원래 지성 피부여서 기름기가 많았는데 다이어트 후에 유분과 수분의 밸런스가 맞게 되어 피부가 더 좋아져 지성 피부가 개선되었다.

식이요법 아침은 밥을 먹지 않고, 곡물 쉐이크와 두유를 먹었고 점심은 밥 1/2 공기, 채소 위주의 반찬으로 식사했다. 저녁은 달걀, 채소, 현미밥 1/2 공기를 먹거나 닭 가슴살, 달걀, 채소 또는 소고기, 달걀, 채소 이렇게 3가지를 번갈아 가며 식사했다. 간식으로는 오이, 방울토마토, 견과류를 배가 고프지 않을 정도만 조금 먹었다.

영양요법 영양의 균형을 위해 비타민 영양제를 복용했으며 간의 피로를 풀어주고 근육기능을 강화하기 위해 간장 영양제를 복용하였다. 장이 찬 체질이어서 장에 좋은 유산균 영양제를 복용하였다.

운동요법 식사 후 걷기 운동을 주 3~4회 1~2시간을 했다. 저녁에는 스트레칭 20분, 주말에는 2시간씩 등산을 해서 땀을 뺐다 운동으로 땀을 빼주니 살도 빠지면서 피부의 기름기가 줄어들어 피부 미남이 되었다.

16. 간수치가 좋아지고 위장병과 허리통증이 치료되었다

57세 여성, 157cm 62kg, 2개월 동안 5kg 감량(57kg)

활동량이 많고 스트레스를 많이 받는 일을 하는데 살이 찌고 열이 많아져서 간수치가 올라갔다. 2주 동안 식이요법과 영양요법으로 5kg을 감량한 뒤 간수치가 정상이 되었다. 고질병이던 위장병이 좋아졌으며 허리통증이 치료되었다. 피부가 더 투명해지고 탄력이 좋아져 아주 만족한다. 미모와 건강 두 가지를 찾게 되어 자신감이 생긴다. 운동량과 운동시간이 부족한 것이 조금 아쉽지만 몸의 기능이 좋아져서 감사하는 마음이다.

식이요법 저녁식사를 최소량으로 줄였다. 빵과 면은 거의 끊었다. 아침식사는 콩팥 기능에 좋은 검정콩을 삶아서 꼭꼭 씹어 먹어서 허리도 좋아지고 피부도 좋아졌다. 점심때는 손님들을 만나 식사를 해야 해서 식사량을 많이 줄일 수는 없지만 적게 먹으려고 노력했고 저녁에 배가 고플 때는 오이와 배추를 먹었다.

영양요법 호르몬기능과 콩팥 기능이 좋아지는 콜라겐 앰플을 복용하였고 간의 열을 내려 간수치가 좋아지는 체질개선탕제를 복용하였다. 위장병이 좋아지게 하려고 유산균 영양제를 복용하였다.

운동요법 운동할 시간이 부족하고 운동하는 습관도 안 되어 있고 체력이 약해서 운동은 많이 못 했지만 하루에 30분씩 빠르게 걷기 운동을 하려고 노력했다.

17. 땀이 많이 나는 다한증이 치료되고 거북목이 펴졌다

51세 남성, 172cm 74kg, 2개월 동안 5kg 감량(69kg)

처음 1달 3kg 감량, 다음 1달 2kg 감량, 평소 땀이 너무 많아 활동하기 힘들었다. 특히 여름에는 땀 때문에 움직이기도 힘들었다. 회사의 업무적인 스트레스와 잦은 회식으로 살이 찌게 되었다. 5kg을 감량하니 고질병이던 땀이 많은 증세가 완전하게 치료 되었다. 평소 스트레스였던 거북목이 펴졌고 몸이 가벼워졌다. 컨디션이 좋아지니까 자신감이 넘쳤고 활기찼다. 다이어트를 한마디로 말하면 '자신감'이라고 말하고 싶다.

식이요법 저녁에 먹는 식사량을 최소로 줄였으며 술은 거의 마시지 않았고 빵이나 면 종류를 거의 끊었다. 회식이 없는 날은 저녁을 굶었으며 배가 고플 때는 오이와 견과류를 조금 먹었고 물을 마셨다.

영양요법 근육과 피부를 위해 비타민 영양제를 복용하였다. 간의 피로를 풀기 위해 간장 영양제를 복용하였다.

운동요법 빠르게 걷기 운동을 하루 1시간씩 했다. 주말에는 3~5시간 등산을 해서 땀을 빼고 독소를 배출했다. 매일 스트레칭과 근력운동을 30분 이상 하여 업무로 인한 스트레스로 뭉친 근육을 풀어주었다.

18. 천식, 빈혈, 편두통, 알레르기 결막염이 치료되었다

35세 여성, 160cm 70kg, 7개월 동안 10kg 감량(60kg)

평소 밥을 좋아하지 않고 빵과 과자를 주식처럼 먹어 피가 많이 부족하여 빈혈 증세가 심했다. 심각한 영양의 불균형이 와서 왼쪽으로 심한 편두통이 생겼다. 천식 증세가 심해져서 호흡곤란으로 잠을 자기 힘들었다. 알레르기 결막염이 심하여 눈 주위가 갑자기 가렵고 충혈되어 토끼눈이 되었다. 비염이 심하고 영양의 불균형으로 부종이 생겼고 각질이 일어나는 피부 건조증이 심했다. 가장 심각한 것은 천식과 편두통과 눈의 가려움이었다. 7개월 동안 10kg을 감량하니 천식, 비염, 편두통, 눈이 가려운 알레르기 결막염이 모두 좋아졌다. 특히 각질이 일어나는 피부가 매끄럽게 되어 기분이 좋았고 부종이 치료되니까 눈이 더 커져 보여서 얼굴이 더 예뻐 보였다.

식이요법 과자와 빵을 끊고 주식을 밥과 과일, 채소로 바꾸었다. 밥양이 줄어 배가 고플 때는 물을 많이 마셨다. 배추와 당근과 브로콜리와 오이도 많이 먹었다. 저녁에 먹는 식사량을 최소로 줄였더니 아침에 일어날 때 부종이 많이 좋아졌다.

영양요법 상체는 뜨겁고 하체는 피가 부족해서 차가운 체질을 바꾸는 체질개선탕제를 복용하였다. 과자와 빵을 주식으로 해서 영양의 불균형으로 생기는 어지러운 빈혈 증세가 있어서 철분 영양제를 복용하였고 피부의 탄력을 위해 비타민 영양제를 복용하였다.

운동요법 1주일에 3회 1시간 30분씩 가까운 산에 등산을 하여 땀으로 독소를 배출했고, 밤마다 스트레칭을 30분씩 하여 뭉친 근육을 풀어주었다.

19. 만성변비, 생리통, 알레르기 비염, 위장병이 치료되었다

26세 여성, 168cm 75kg, 5개월 동안 11kg 감량(64kg)

고질적인 만성변비로 대변에서 냄새가 심하고 알레르기 비염이 심했다. 심하게 배가 아픈 생리통 때문에 고생을 했다. 어지러운 빈혈 증세가 있었다. 평소에 소화가 안 되는 위장병이 있어 생약으로 된 위장약을 먹었다. 5개월에 11kg을 감량하니 고질적인 만성변비가 먼저 치료되었다. 알레르기 비염이 치료되어 숨쉬기가 편해졌다. 어지러운 빈혈이 치료되니 심한 생리통도 좋아졌다. 위장병이 치료되어 피부가 더 매끄럽고 하얀 피부가 되어 예뻐졌다. 역시 위장이 좋아야 피부 미인이 된다는 것이 증명되었다.

식이요법 아침은 단백질 파우더를 물에 타서 마시고 밥을 먹지 않았다. 점심은 출근해서 밥으로 식사를 했고 저녁은 단백질 파우더를 물에 타서 마시고 밥은 안 먹었다. 저녁에 회식이 있는 날은 점심밥을 먹지 않고 단백질 파우더를 물에 타서 마시고 저녁은 밥을 최소로 먹었다. 배가 많이 고파도 당분이 많은 과일은 살이 찌니까 먹지 않고 배추와 상추, 방울토마토, 오이, 당근, 뻥튀기를 먹었다.

영양요법 빈혈이 심해서 철분 영양제를 복용하였다. 피부를 위해 비타민 영양제를 복용하였다. 음식량을 줄여서 생길 수 있는 근육 손실을 막기 위해 단백질 영양제를 복용하였다.

운동요법 매일 요가를 1시간씩 강도 있게 했다. 요가는 고양이 변형 자세와 팔굽히는 자세가 체력 소모가 많아서 다이어트에 도움이 되었다. 수영을 1주일에 3회 1시간씩 했다. 요가를 하여 호흡과 명상으로 식욕을 조절하였고, 체력 소모가 많은 수영을 하여, 체지방이 감소하는 효과를 보았다. 수영을 하고 나면 체력소모가 많이 되어 배가 고프지만, 절대로 야식을 하지 않았고 물과 당근, 오이로 허기를 달랬다.

20. 눈곱이 끼는 결막염, 부종, 허리통증, 무릎통증이 좋아졌다

65세 여성, 159cm 70kg, 2개월 동안 7kg 감량(63kg)

갱년기 증세가 심하고 부종이 심각했다. 눈에 눈곱이 끼는 결막염 증세가 있어 많이 힘들었다. 가장 심각한 것은 허리통증과 무릎통증이었다. 위장기능이 많이 약했다. 2개월에 7kg을 감량하고 제일 먼저 눈에 눈곱이 끼는 증세와 부종이 좋아졌다. 이후 허리통증과 무릎통증이 서서히 좋아지고 위장이 좋아졌다. 주변에서 얼굴의 부종이 좋아지니까 눈이 더 커져 보여 예뻐지고 피부에 탄력이 있어 보여 젊어졌다고 한다.

식이요법 아침식사는 그대로 하고 저녁식사를 1/2 공기로 줄였다. 배가 고프면 싱겁게 요리한 나물과 채소를 더 많이 먹고 당근과 오이로 부족한 식사량을 보충하니 포만감을 느끼게 되었다.

영양요법 갱년기 증세가 있어서 호르몬 기능이 좋아지고 근육이 더 강해지는 콜라겐 앰플을 복용하였다. 위장 기능이 좋아지게 유산균 영양제를 복용하였다.

운동요법 무릎통증 때문에 등산하기가 힘들어 학교 운동장을 매일 30분씩 걸어 근력을 강화시켰다. 근육이 약해져서 걸을 때 힘이 부족했는데, 근육이 강해지는 콜라겐 앰플을 아침에 2병, 저녁에 2병을 복용하고 학교 운동장을 걸으니 다리에 힘이 더 생겨서 운동을 계속 할 수 있었다.

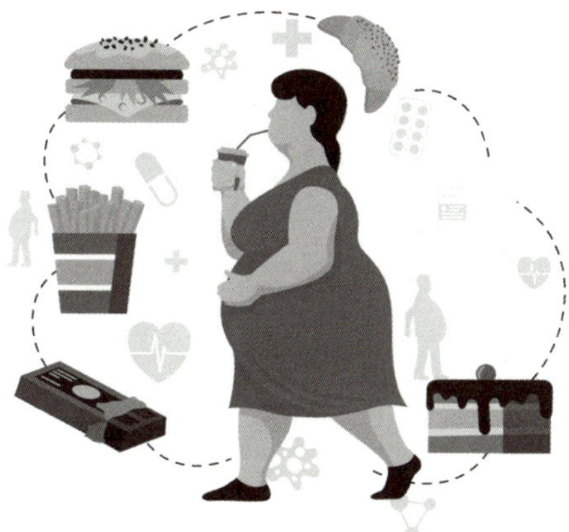

3장 다이어트 식품

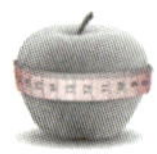

우리는 매일 음식을 먹어서 우리 몸에 필요한 영양분을 섭취한다. 이 영양분은 뇌와 근육, 관절, 피부, 기관지 등에 작용하여 에너지를 만들고 몸의 대사기능을 강화하여 날씬한 몸매를 만들어주고 탄력 있는 피부가 되게 하며 스태미나를 강화하여 활력이 넘치게 한다.

다이어트 식품은 풍부한 영양성분을 함유하여 고혈압과 당뇨병, 심장병, 고지혈증, 뇌졸중 등의 성인병을 예방하고 암을 예방한다.

1. 두부

칼로리 100g 85kcal
성 분 단백질, 식이섬유, 사포닌, 철분, 칼슘, 칼륨, 엽산, 리놀렌산, 피토스테롤, 이소플라본, 레시틴

1. 고단백 식품으로 근육 만들기와 몸매 만들기에 최고의 식품이며 두부의 단백질은 필수아미노산을 많이 함유하고 있다. 채식주의자들의 단백질 공급에 좋고 소화흡수율이 아주 좋다.
2. 두부 100g은 85kcal로 다이어트 식품으로 좋고 80%이상이 수분으로 되어 포만감이 높다. 칼슘은 우유 1컵에 들어있는 양보다 많으며 두부에 함유된 사포닌은 지방분해를 촉진하여 다이어트가 잘 되게 한다.
3. 리놀렌산과 피토스테롤은 LDL 콜레스테롤 수치를 낮춰 동맥경화증을 예방하고 심장병에 좋다.
4. 변비에 특효약이다. 식이섬유가 많아 변비를 해소한다.
5. 이소플라본이 칼슘의 흡수를 촉진해 골다공증을 예방한다.
6. 뇌혈관을 깨끗하게 한다. 레시틴 성분이 있어 치매예방과 수험생의 집중력 향상에 탁월하다.
7. 이소플라본 성분은 여성호르몬이 부족해서 나타나는 갱년기 증상인 안면홍조와 우울증, 피부건조증을 완화시킨다.
8. 이소플라본 성분은 50대 이후의 남성들에게 주로 생기는 전립선

비대증을 예방한다. 50대 이후의 남성들에게 전립선 비대증이 많다.

9. 사포닌은 발암을 억제하는 작용을 하고 혈액중의 콜레스테롤 수치를 감소시키고 동맥경화를 예방한다. 노화의 원인인 지방산의 산화를 막아 노화를 예방한다.

2. 달걀

칼로리	삶은 달걀1개 80kcal, 달걀 후라이 1개 100kcal
성 분	단백질, 레시틴, 카로틴, 비오틴, 칼슘, 철분, 칼륨, 마그네슘, 아연, 엽산, 콜레스테롤, 비타민A, 비타민E, 콜린, 메치오닌, 리소자임

달걀 100g당 콜레스테롤 함량이 425mg으로 높은 편이다. 비타민C가 없어서 채소와 같이 섭취하면 좋다. 50% 이상의 단백질이 흰자에 있다.

1. 다이어트식품으로 저열량, 저지방이면서 많은 양의 단백질이 들어있어 다이어트에 좋다. 포만감이 크고 식욕을 억제하므로 건강한 다이어트에 좋다.
2. 레시틴이 노른자에 들어있어 뇌의 세포막을 형성해 기억력과 집중력을 증진시키고 두뇌발달에 도움이 되어 치매를 예방한다.
3. 비오틴이 노른자에 들어있는 비타민으로 탈모를 방지한다.
4. 비타민E가 노른자에 들어있어 산화를 방지해 노화를 예방한다.

5. 달걀에 콜레스테롤이 들어 있어서 하루에 1~2개가 적당한데 콜레스테롤 수치가 높거나 고혈압이나 당뇨병, 심장병, 고지혈증이 있는 경우는 조절하는 것이 좋다. 고혈압, 당뇨병, 심장병, 고지혈증 등의 성인병이 있는 경우는 달걀 단백질보다 두부, 검정콩 단백질을 늘리는 것이 더 좋다.
6. 노른자에 들어있는 콜린 성분이 유방암을 예방한다.
7. 흰자에 들어있는 리소자임 성분이 어린이, 임산부, 노약자들의 면역력을 향상시킨다.
8. 메치오닌이라는 아미노산이 들어있어 숙취해소와 간기능 회복에 아주 좋다.

3. 검정콩

칼로리	100g 405kcal
성 분	단백질, 식이섬유, 칼륨, 철분, 칼슘, 아연, 이소플라본, 레시틴, 비타민E, 비타민B1, 비타민B2, 비타민B6, 글리시테인, 시스테인, 안토시아닌

콩 1알에 단백질이 40%, 식이섬유가 25%로 많이 들어있다.

1. 해독작용을 한다. 몸 속의 노폐물을 배출하고 부종을 없애는 역할을 한다.

❷ 콜레스테롤을 저하시켜 동맥경화와 심장병을 예방한다. 레시틴 성분이 콜레스테롤 수치를 낮춘다. 칼륨 성분은 콜레스테롤과 혈당수치를 낮춘다.

❸ 항암물질인 글리시테인 성분이 껍질에 들어있어 암세포를 억제하는 작용을 한다.

❹ 시스테인이 들어있어 탈모방지 효과가 있다. 말초 혈액 순환이 잘되게 하여 두피에 영양공급이 되도록 도와주어 흰머리가 나는 것을 방지한다.

❺ 피부에 탄력을 주는 피부 콜라겐의 활성을 돕는 성분을 많이 함유하고 있어서 피부가 탄력있고 젊어진다.

❻ 이소플라본 성분이 여성 갱년기 증상을 완화시키고 월경증후군을 예방한다. 안토시아닌 성분은 강력한 항산화 작용으로 노화를 예방하고 피부 탄력을 증진시킨다. 암, 혈관질환, 당뇨병, 성인병 예방에 탁월한 효과가 있다.

※ 검정콩을 씻을 때 거품이 생기는 것은 사포닌 성분 때문이다. 콩의 사포닌은 발암을 억제하는 작용이 있다. 혈액 중의 콜레스테롤 수치를 저하시키고 동맥경화를 예방한다. 사포닌과 같은 식이섬유에는 유해성분을 흡착해서 독성을 약하게 만드는 작용이 있다. 그러므로 음식물 속에 있을 수 있는 발암물질이나 뱃속에서 생긴 발암물질도 희석이 되고 단시간에 배설되게 하기 때문에 대

장암에 걸릴 가능성도 낮게 해준다. 검정콩은 가장 완벽한 식품으로 다이어트 식품이면서 피부를 젊고 탄력있게 만들어 주며 성인병을 예방해주는 작용을 한다.

4. 현미

칼로리	100g 360kcal
성 분	옥타코사놀, 식이섬유, 칼슘, 마그네슘, 엽산, 철분, 비타민B1, 비타민B2, 나이아신, 비타민K, 비타민E, 비타민F, 아라비녹실란

1. 장의 노폐물 배출을 잘 시키고 위장운동이 잘 되게 하여 당뇨병을 예방하고 만병의 원인이 되는 숙변을 내보내어 다이어트가 잘 되게 한다.
2. 현미에 들어있는 식이섬유는 인체에 있는 중금속, 화학물질과 노폐물을 흡착하여 배출시킨다. 해독작용이 뛰어나다.
3. 불포화지방산이 혈중 콜레스테롤을 감소시켜 혈액이 건강해지고 혈액 순환이 잘 되게 한다.
4. 가장 빠른 피로회복제인 옥타코사놀과 다양한 비타민, 미네랄이 지구력과 체력을 증진시켜 스태미나를 강화하고 더 젊어지고 건강하게 한다.
5. 비타민B2가 풍부해 피부를 아름답게 하고 탄력있게 하며 피를 맑

게 한다, 비타민E와 비타민F가 피부를 아름답게 한다.

6 아라비녹실란이라는 성분이 들어있어 면역력과 자연치유력을 높여 암, 고혈압, 심장병, 동맥경화 등의 예방과 치료에 효과가 있다.

5. 녹두

칼로리	100g 335kcal
성 분	철분, 칼슘, 칼륨, 아르기닌, 시스테인, 아스파르트산, 단백질, 라이신, 류신, 발린, 식이섬유, 비타민C, 베타카로틴

1 녹두 100g에 하루 권장량의 45%인 5.5mg의 철분이 함유되어 있어 빈혈에 좋다.

2 녹두 100g에 하루 권장량의 40%인 1,350mg의 칼륨이 들어있다. 칼륨은 혈압을 올리고 부종의 원인이 되는 나트륨를 배출하기 때문에 고혈압과 부종에 좋다. 평소에 짜고 자극적인 음식을 많이 먹어서 나트륨 섭취가 많아진 경우에 아주 좋은 음식이다.

3 시스테인, 아르기닌 등이 해독에 좋은 아미노산 성분이므로 체내의 독성분을 배출하여 해독을 촉진한다. 알코올 해독과 체내 중금속을 해독하는 효능이 있다.

4 고혈압이나 심근경색 등과 같은 혈관성 질환을 예방하고 항산화 작용을 한다.

⑤ 단백질 함량이 100g당 23g으로 높고 라이신, 발린, 류신 등과 같은 필수아미노산의 함량이 높아 어린이들의 성장에 좋다.

⑥ 100g에 18g의 식이섬유가 들어있다. 식이섬유는 변비해소, 내장질환을 예방한다. 식이섬유는 큰 포만감을 주기 때문에 다이어트에 효과가 크고 변비에도 좋다.

⑦ 칼슘과 철분이 많이 들어있어 골다공증을 예방하고 성장기 어린이들은 뼈를 튼튼하게 하여 성장발육에 좋다.

⑧ 열이 났을 때 빠른 해열 작용을 하므로, 고열이 났을 때 녹두를 먹으면 빠르게 열이 내린다.

⑨ 피부의 열을 내리고 피부질환을 진정시키는 작용을 한다. 비타민과 식이섬유가 많이 들어있어 기미, 주근깨, 여드름 피부의 체질개선에 아주 좋다.

⑩ 비타민C가 풍부해서 피부미백 작용이 있다.

⑪ 탄력 있는 피부를 만든다. 노화를 억제하는 콜라겐의 생성을 촉진하여 탄력 있는 피부를 만들어 피부를 젊게 한다.

6. 팥

칼로리	100g 312kcal
성 분	철분, 칼륨, 사포닌, 식이섬유

비타민B1이 100g당 0.45mg으로 곡물 중 가장 많다. 백미에는 비타민B1이 거의 들어 있지 않아 한국인에게 특히 좋다.

1. 이뇨작용과 변비에 좋다. 식이섬유와 껍질에 들어있는 사포닌 성분이 이뇨작용을 하고 배변작용을 한다.
2. 콜레스테롤 수치를 감소시킨다. 사포닌이 담즙 분비를 증가시켜 콜레스테롤 수치를 감소시켜 성인병인 고혈압과 당뇨병, 심장병, 고지혈증, 뇌졸중을 예방한다.
3. 철분이 들어 있어 빈혈을 예방한다.
4. 칼륨이 들어있어 고혈압을 예방한다.
5. 부종과 숙취해소에 좋다. 간 해독작용이 있어 숙취해소와 부종에 좋다.
6. 포만감이 많아 다이어트 음식으로 좋다.

7. 고구마

칼로리	100g 130kcal
성 분	비타민E, 비타민C, 베타카로틴, 칼륨, 식이섬유, 칼슘

보통크기 고구마 130g이 190kcal로 열량이 높은 편이니 고구마를 많이 먹으면 안 된다.

❶ 수분이 70%로 밥보다 칼로리가 적으면서 위에 머무르는 시간이 길어 배고픔을 덜 느끼는 포만감을 주므로 다이어트 식품으로 좋다. 고구마에는 단백질이 부족하므로 두부, 콩으로 단백질을 보충한다.

❷ 당뇨병 예방에 좋다. 위에 머무르는 시간이 길어서 식후 혈당치가 올라가는 것을 막아준다.

❸ 변비에 좋다. 고구마에 들어있는 식이섬유는 수분함량이 감자류 중에 가장 많고 식이섬유가 대장 운동을 활발하게 해서 변비를 해소하고 숙변을 내보내는 배변효과가 크다.

❹ 이뇨작용과 혈액 순환 작용이 있다. 100g중에 칼륨이 460mg 들어있어 칼륨의 이뇨작용과 비타민E의 혈액 순환 촉진작용이 있다.

❺ 항산화 작용을 하는 베타카로틴이 풍부하므로 대장암과 폐암을 예방한다. 노란색이 진할수록 항암효과가 높다.

❻ 다른 채소나 과일의 식이섬유 중 가장 콜레스테롤 수치를 감소시키는 작용이 크다.

❼ 혈압을 조절해 성인병을 예방한다. 알카리성 식품으로 칼륨 성분이 아주 많다. 몸 속에 남아있는 나트륨을 소변으로 배출시키는 작용을 하여 고혈압을 예방하고 뇌졸중을 예방한다.

❽ 노화를 방지한다. 노화를 방지하는 비타민E가 풍부해 호르몬 생성을 촉진하여 젊음을 유지하게 하고 혈액 순환이 잘되게 한다.

8. 감자

칼로리	100g 76kcal
성 분	단백질, 펙틴, 식이섬유, 칼륨, 철분, 칼슘, 마그네슘, 나이아신, 비타민B1, 비타민B2, 비타민C

감자의 철분은 같은 양의 쌀밥보다 많아 빈혈 환자의 철분 섭취에 좋다. 풍부한 칼륨은 염분 섭취를 많이 하는 우리나라 사람들의 성인병 예방에 좋다.

1. 풍부한 영양분을 함유하고 있으면서 칼로리가 낮아 다이어트에 좋다.
2. 펙틴이 풍부하여 장운동이 잘 되게 하여 변비를 개선한다.
3. 비타민C는 피부노화를 방지하고 콜라겐 조직을 강화하며 미백 작용을 하여 기미, 주근깨 피부에 좋다.
4. 칼륨과 식이섬유가 많아 고혈압과 당뇨병을 예방한다.
5. 알칼리 성분이 사과에 비해 2배나 되어 산성식품의 중화에 좋다.

9. 미역

칼로리	100g 12kcal
성 분	칼슘, 칼륨, 요오드, 비타민C, 엽산, 단백질, 식이섬유, 아연, 철분, 알긴산, 비타민E, 라미나린

1. 미역의 미끄러운 성분은 장을 부드럽게 해주고 피를 맑게 해주며 대장에 윤기를 주어 숙변을 제거하고 변비로부터 탈출하게 해주는 식품이다.
2. 생미역 100g은 9kcal, 해조류가 포만감을 주면서 칼로리가 매우 적어 다이어트에 도움이 된다.
3. 미역에 들어 있는 점질물과 다당류의 양은 건조 미역의 40~60% 정도 되는데 이들은 콜레스테롤 수치를 감소시키고 중금속을 해독하는 작용을 한다.
4. 미역은 칼슘이 풍부하게 들어있어 뼈와 치아를 튼튼하게 한다. 골다공증과 관절염을 예방한다.
5. 요오드가 많이 들어있다. 요오드는 갑상선 호르몬을 만드는 중요한 성분이다. 요오드가 부족하면 갑상선 호르몬이 제대로 만들어지지 않아 체온과 땀 조절이 잘 안 되고 신진대사 기능이 저하된다. 요오드 공급이 부족하면 비만의 원인이 된다. 산후의 산모에게 요오드를 공급하므로 좋다.
6. 강한 알카리성 식품으로 육고기나 생선, 달걀 등 산성 식품을 많이 먹는 경우는 미역을 많이 먹어서 산성 식품을 중화시켜야 한다.
7. 고혈압을 예방한다. 라미나린이라는 성분은 혈압을 낮추는 작용을 한다. 미역을 많이 먹는 사람 중에는 혈압이 높은 사람이 적다.
8. 철분이 풍부해 빈혈을 예방한다.
9. 항암효과가 있어 대장암과 직장암을 예방한다.

10. 다시마

칼로리 100g 10kcal

성 분 알긴산, 요오드, 비타민B2, 글루탐산, 단백질, 칼슘, 칼륨, 라미닌, 비타민D, 비타민A, 식이섬유, 베타카로틴

1. 수분함량이 많은 알긴산이 배변 활동을 활발하게 하여 변비를 치료하여 다이어트가 잘 된다.
2. 강력한 알카리성 식품이다. 육고기와 생선, 달걀 등의 산성 식품을 중화한다.
3. 고혈압을 예방한다. 다시마에 들어 있는 아미노산인 라미닌이라는 성분이 혈압을 내리는 작용을 한다.
4. 칼슘이 많이 들어 있어 골다공증과 관절염을 예방하고 치아와 뼈를 강하게 한다.
5. 요오드가 많다. 요오드가 부족하면 갑상선 호르몬이 제대로 만들어지지 않는다. 갑상선 호르몬은 지방대사에 필수적인 역할을 한다. 갑상선 호르몬이 부족해지면 비만이 된다.
6. 동맥경화와 고지혈증을 예방한다. 베타카로틴 성분이 풍부하여 동맥경화와 고지혈증 등의 성인병을 예방한다.
7. 칼슘과 비타민D가 풍부해 어린이의 성장발육에 좋은데 비타민D 성분은 몸에 칼슘 성분이 잘 흡수되게 한다.
8. 단백질, 요오드, 미네랄이 풍부해 탈모 예방에 좋다.

9. 비타민이 풍부한데 특히 비타민A가 풍부하여 시력향상과 안구질환의 예방에 좋다.

11. 김

칼로리 100g 19kcal
성 분 단백질, 비타민A, 비타민C, 비타민B1, 비타민B2, 칼륨, 철분, 칼슘, 요오드, 식이섬유, 알기네이트, 알긴산

마른 김 5장에 들어있는 단백질은 달걀 1개에 해당할 정도로 많다. 콩에 들어있는 단백질 양과 비슷하다. 비타민C는 채소에 비해 안정성이 뛰어나다.

1. 칼로리가 거의 없고 알기네이트 성분이 있어 위장을 더 건강하게 하고 지방분해 효소를 증가시키는 효능이 있어 비만을 예방한다.
2. 체내의 독소를 배출시키는 효능이 있어 몸 속의 염증을 발생시키는 독소를 배출한다.
3. 혈압을 내리는 작용이 있다. 우리 몸은 염분을 많이 섭취하면 염분중의 나트륨으로 인해 혈관이 수축되는데 김에 많이 들어있는 칼륨이 혈압을 내리는 효과가 있다. 고혈압, 콩팥 기능 저하, 심근경색, 뇌졸중을 예방하는 효과가 있다.

④ 요오드가 부족하면 갑상선 기능이 저하되어 신진대사가 감소한다. 성장기에 요오드가 부족하면 갑상선 부종과 머리카락이 빠지는 증세가 나타나는데 김은 요오드가 풍부해 갑상선 부종을 방지하고 머리카락을 풍성하게 하고 피부를 부드럽게 한다.

⑤ 알긴산이라는 식이섬유가 대변을 부드럽게 하여 변비를 치료하고 암세포를 약화시켜주는 작용을 한다.

⑥ 칼슘 함량이 높아 뼈와 치아를 튼튼하게 하고 어린이의 성장발육을 돕고 여성의 골다공증을 예방한다.

⑦ 강한 알카리성 식품으로 체내의 산성 식품을 중화한다.

12. 땅콩

칼로리 50g 290kcal

성 분 리놀렌산, 아라키돈산, 라이신, 갈락토아반, 비타민B, 레시틴, 비타민E, 단백질, 지방

① 리놀렌산과 아라키돈산 등의 필수지방산이 콜레스테롤 수치를 감소시켜 동맥경화를 예방한다.

② 레시틴과 비타민B군이 두뇌를 맑게 하고 학생들의 집중력을 좋아지게 한다.

③ 고단백, 비타민B군과 비타민E가 풍부해 스태미나에 좋다.

④ 다이어트 중에 먹는 견과류로 좋은데 50g이 290kal이므로 칼로리가 높아서 너무 많이 먹으면 안된다.

⑤ 땅콩을 오래 보관하면 곰팡이가 생길 수 있는데 변질된 것은 아플라톡신이라는 발암물질이 생기므로 먹지 않는다.

⑥ 위장이 약한 경우는 땅콩죽을 먹는다. 땅콩을 붉은 속 껍질째 씻어 가루로 만들어 쌀을 넣고 죽을 만들어 먹는다. 땅콩죽은 장기간 먹어도 부작용이 없다.

⑦ 폐를 윤기있게 해준다. 오랫동안 마른기침을 할 때 땅콩을 간식으로 먹는다.

13. 호두

칼로리	50g 326kcal
성 분	단백질, 지방, 칼슘, 마그네슘, 철분, 망간, 비타민A, 비타민B1, 비타민C, 비타민D

양질의 단백질과 소화흡수가 잘 되는 지방성분을 많이 함유하고 있고 알카리성 식품이다. 단백질, 마그네슘, 칼슘이 육류보다 많다.

① 다이어트에 좋다. 콩팥 기능을 강화시켜 이뇨작용이 촉진되고 변비 치료에 좋아 다이어트에 좋은 식품이다.

② 콜레스테롤 수치를 감소시킨다. 혈중 콜레스테롤의 양을 감소시키는 필수지방산이 많아 혈관 벽의 콜레스테롤 부착을 억제시켜 주는 작용을 한다. 고혈압과 고지혈증 예방에 좋다.

③ 불면증 치료에 좋고 콩팥 기능을 강화하여 기억력을 증진시킨다.

④ 비타민B1과 미네랄이 풍부해 피부가 좋아지고 노화방지가 된다.

⑤ 호두 기름은 콩팥 경락과 폐 경락으로 들어가 기관지 천식이나 만성 기관지염, 방광염 치료에 좋다.

⑥ 노인성 변비와 콩팥이 약해서 허리가 아프거나 다리가 아플 때 좋다.

⑦ 오래 먹으면 머리카락이 까맣게 되고 힘이 생긴다.

14. 잣

칼로리	50g 333kcal
성 분	레시틴, 철분, 엽산, 아연, 비타민E, 지방

① 빈혈에 좋다. 철분, 엽산, 아연이 많아 빈혈 개선에 좋다.

② 콜레스테롤 수치를 감소시킨다. 잣은 70%이상이 지방으로 구성되어 있다. 불포화지방이므로 혈관을 깨끗하게 청소해주고 중성지방을 억제하여 성인병을 억제한다.

③ 다이어트에 좋다. 섭취하면 포만감을 느낄 수 있어 체중 관리에

좋은데 칼로리가 높아 최소량을 섭취한다.

④ 뇌세포를 활성화 시켜주는 레시틴 성분이 풍부해 두뇌 발달과 기억력을 증진시키고 치매 예방에 좋다.

⑤ 비타민E와 미네랄이 풍부하게 함유되어 모발성장에 좋고 탈모를 예방하고 개선하는데 좋다.

15. 오이

칼로리	100g 9kcal
성　분	단백질, 식이섬유, 베타카로틴, 비타민C, 엽산, 아연, 비타민K, 칼륨, 쿠쿠르비타신, 리그난, 이소퀘르시트린, 플라보노이드

① 다이어트 식품이다. 오이는 95% 이상이 수분이다. 수분대사를 원활하게 하여 소변을 시원하게 하는 이뇨작용이 강해 다이어트 식품으로 좋다.

② 오이 100g에 165mg의 칼륨이 함유되어 있어 혈압을 올리고 부종이 생기게 하는 나트륨의 배출을 촉진하여 고혈압을 예방한다.

③ 항암 효과에 좋다. 오이껍질에 들어있는 쿠쿠르비타신이라는 성분은 암세포를 죽이거나 암세포의 성장을 억제한다. 오이 껍질의 쓴 맛은 이 성분 때문이다.

④ 이뇨 효과가 있는 이소퀘르시트린이라는 성분이 함유되어 있어

소변이 잘 나오지 않는 증상을 개선시키며 체내의 중금속 배출, 노폐물 배출에 도움이 된다.

5. 숙취 해소에 좋다. 수분이 풍부하고 체내 알코올을 분해하여 배출시키는 효소가 함유되어 있어 음주 중이나 음주 후에 섭취하면 숙취를 해소한다. 높은 도수의 술을 마실 때 오이를 안주로 하면 간이 보호되는 효능이 있다.
6. 항산화에 좋다. 비타민C, 쿠쿠르비타신, 리그난, 플라보노이드 등의 항산화 성분이 세포의 노화와 산화를 예방한다.
7. 오이는 입 내부에 있는 박테리아를 없애주기 때문에 구취 제거에 좋다.
8. 수분 공급에 좋다. 오이는 95% 이상이 수분으로 되어 있어 등산 시 수분 보충에 좋고 청량감을 준다.
9. 피부미백과 보습에 좋다. 오이는 건조한 피부에 수분을 공급하여 보습효과를 주고 비타민C가 많아 미백 효과가 있으며 햇빛 알레르기 체질의 따가운 피부를 진정시켜주는 효과가 있어 피부 재생 기능에도 좋다.

16. 당근

칼로리 100g 34kcal
성 분 베타카로틴, 비타민A, 식이섬유, 칼륨.

생으로 섭취하면 베타카로틴 흡수율이 10% 이하이지만 기름에 조리해 섭취하면 베타카로틴 흡수율이 60%로 높아진다. 너무 오래 조리하면 비타민C가 손실된다. 비타민A와 베타카로틴이 지용성이기 때문에 날로 먹거나 갈아서 먹는 것보다 기름에 조리해서 먹어 흡수율을 높여야 한다.

비타민A와 베타카로틴은 껍질 부위에 많이 함유되어 있기 때문에 껍질을 벗기지 말고 깨끗이 씻어 껍질째 먹거나 가볍게 긁어내는 정도로만 벗기는 것이 좋다.

당근에는 비타민C를 분해하는 성분이 함유되어 있어 다른 채소와 따로 먹는 것이 좋다. 당근을 2~3분만 가열하면 이 성분이 작용을 잃기 때문에 조리할 때 섞어 먹는 것은 괜찮다.

1. 수분이 풍부하고 칼로리가 낮다. 식이섬유가 풍부해 조금만 먹어도 포만감을 주므로 다이어트에 좋은 채소이다.
2. 따뜻한 성질을 가지고 있어 몸이 찬 사람이 먹으면 변비를 개선하고 대장염과 같은 질병에도 도움이 된다.
3. 혈관 건강에 좋다. 당근에 함유되어 있는 항산화 성분과 식이섬유가 혈중 콜레스테롤 수치를 감소시켜주고 풍부한 칼륨이 혈압을 올리는 나트륨의 배출을 촉진해 고혈압, 고지혈증, 뇌졸중을 예방한다.
4. 피부 미용에 좋다. 당근에 들어있는 비타민A는 피부 저항력을 강

화하고 피부가 윤기있게 하며 활성산소와 독성물질을 배출시켜 피부노화를 예방한다.

17. 방울토마토

칼로리	100g 20kcal
성 분	카로틴, 칼륨, 비타민A, 비타민C, 비타민B, 비타민E, 비타민K, 라이코펜, 식이섬유, 루틴, 철분, 칼슘, 아연

항암효과가 있는 라이코펜 성분이 열을 가해 먹으면 효능이 배가 된다. 토마토보다 철분, 칼슘, 아연, 비타민A 함유량이 많다. 물에 녹지 않는 형태의 식이섬유가 풍부해 포만감을 주고 지방 연소를 촉진해 다이어트가 된다.

1. 다이어트에 좋다. 100g에 20kcal로 칼로리가 아주 작아 최고의 다이어트 식품이다.
2. 식이섬유가 풍부해서 장의 운동을 활발하게 하여 변비예방과 개선에 좋다.
3. 라이코펜 성분이 베타카로틴보다 2배 이상 강력한 항암작용을 하여 각종 암 예방에 효과가 있다.
4. 콩팥 기능을 강화하고 체내의 수분을 조절해주는 효과가 있어 부

종을 개선한다.

5. 라이코펜 성분이 많아 노화를 방지한다.
6. 카로틴 성분이 눈의 건조증이 좋아지게 하고 소화촉진 작용을 한다.
7. 비타민C와 루틴이 풍부해 고혈압을 예방하고 항산화 효과가 뛰어난 비타민A가 풍부해 젊은 피부를 만들어준다.
8. 비타민K는 골다공증을 예방하고 비타민A, 비타민C, 비타민E는 피부를 더 젊고 건강하게 한다.
9. 혈중 콜레스테롤 수치 감소로 고혈압, 당뇨병을 예방한다.

18. 시금치

칼로리	100g 30kcal
성 분	칼슘, 마그네슘, 베타카로틴, 루테인, 철분, 엽산, 비타민A, 비타민C, 비타민K, 틸라코티드

시금치 100g에 들어있는 비타민A는 9,376IU가 함유되어 있다. 이것은 하루 권장량의 188%나 된다.

1. 시금치는 성질이 차서 위와 장을 시원하게 하여 대변이 잘 배출되게 한다.

2. 다이어트 식품이다. 시금치에 들어있는 틸라코티드라는 성분은 포만감을 유발하는 호르몬 분비를 촉진해 식욕을 억제시킨다.
3. 마그네슘 성분은 인슐린 분비를 조절해 혈당을 낮추는 작용을 하여 당뇨병을 예방한다.
4. 운동 능력을 키워준다. 시금치는 산화질소 수치를 증가시켜준다. 산화질소는 운동하는 동안에 혈류를 증가시켜주고 운동 후의 골격근 합성을 도와 운동 능력과 지구력을 키워준다.
5. 시금치 100g에는 약 483mcg의 비타민K가 함유되어 있는데 이는 하루 권장량의 604%나 된다. 비타민K는 뼈에서 칼슘이 빠져나가는 것을 막아 골다공증을 예방하고 뼈를 더 건강하게 한다.
6. 베타카로틴, 비타민C 등의 항산화 성분이 풍부해 노화를 예방한다.
7. 시금치 100g에는 28.1mg의 비타민C가 함유되어 있다. 이는 하루 권장량의 47%이다. 비타민C는 콜라겐 생성 촉진, 철분 흡수 촉진 작용을 한다.
8. 시금치 100g에는 194mcg의 엽산이 함유되어 있다. 이는 하루 권장량의 49%이다. 엽산은 특히 임산부의 빈혈을 예방하고 태아의 성장을 도와주므로 임산부에게 꼭 필요한 식품이다.

19. 상추

칼로리 100g 18kcal
성　분 락투세린, 락투신, 식이섬유, 루테인, 단백질, 철분, 칼슘, 히토신, 리신, 비타민A, 비타민B

1. 간의 열을 내리는 시원한 성분이므로 해독 작용이 뛰어나 독소와 노폐물을 배출하고 식이섬유가 많아 변비를 해소해 다이어트에 좋고 몸에 열이 많은 체질에 더 좋다.
2. 철분, 칼슘, 필수아미노산이 많이 들어있어 빈혈을 예방하고 락투세린과 락투신 성분이 예민한 신경을 부드럽게 해주어 두통과 불면증을 해소한다.
3. 칼슘과 비타민A는 여성들의 골다공증 예방에 좋다.
4. 피부와 머릿결에 좋다. 비타민B군이 피부를 더 젊게 하고 머릿결을 윤기 있게 한다.
5. 루테인 성분이 눈의 신경을 보호하고 시력이 좋아지게 한다.
6. 간 기능을 돕고 피를 맑게 순환시켜주어 숙취해소에 좋다.
7. 비타민과 미네랄이 풍부해 천연 피로회복제 작용을 한다.

20. 양배추

칼로리 100g 31kcal
성 분 칼슘, 식이섬유, 비타민U, 비타민A, 철분, 비타민B, 비타민C

1. 수분 함량이 매우 높고 식이섬유가 많아 장운동을 활발하게 하여 변비를 예방하고 개선한다. 낮은 열량으로 다이어트에 도움이 되고 식이섬유가 많아 포만감을 준다.
2. 비타민U가 풍부해 위벽의 상처를 회복하고 위벽의 점막 기능을 강화하여 위궤양과 역류성 식도염을 예방한다.
3. 칼슘이 많이 함유되어 골다공증을 예방하고 치아를 건강하게 한다.
4. 인체의 해독 기능을 강화하여 대장암, 유방암, 자궁경부암, 폐암의 발생을 감소시킨다.
5. 빈혈을 예방한다.

21. 단호박

칼로리 100g 30kcal
성 분 베타카로틴, 루테인, 식이섬유, 비타민A, 비타민B12, 비타민C, 비타민E

단호박 100g으로 비타민A 성인 1일 권장량을 섭취할 수 있다.

❶ 적은 칼로리에 비해 영양가가 풍부하고 포만감이 많아 다이어트 식품으로 아주 좋다. 소화되는 속도가 느려 공복감을 덜 느껴 다이어트에 좋다.
❷ 비타민C의 함량이 높아 피로회복에 좋다.
❸ 이뇨작용이 강해 부종을 개선한다. 방광염 완화에 좋다.
❹ 식이섬유가 많고 높은 수분함량으로 배변촉진 작용과 변비 해소에 좋다.
❺ 콜레스테롤 수치를 감소시켜 고혈압과 고지혈증을 예방한다.
❻ 시력보호에 좋다.
❼ 항산화 기능을 하여 암을 예방하고 피부노화를 방지한다.

22. 버섯

칼로리 100g 39kcal
성 분 단백질, 식이섬유, 에리다데민, 비타민B1, 비타민B2, 비타민B12, 비타민C, 철분, 칼슘, 칼륨, 엽산, 아연

❶ 다이어트식품이다. 단백질 함량이 높고 칼로리가 낮다. 지방이 낮고 식이섬유가 풍부하다.

② 혈중의 콜레스테롤 수치를 감소시켜 고혈압, 동맥경화를 예방한다.

③ 풍부한 식이섬유는 배변의 양을 늘리고 속도를 빠르게 하여 변비를 예방 한다.

④ 혈중의 콜레스테롤 수치를 낮춰주는 에리다데민 성분은 마른 버섯을 물에 우려낼 때 녹아나므로 버섯을 우려낸 물을 버리지 않는다. 표고버섯을 우려낼 때는 단시간에 불려야 한다.

23. 브로콜리

칼로리 100g 28kcal
성 분 식이섬유, 비타민C, 루테인, 베타카로틴, 칼슘

브로콜리 100g에 비타민C가 98mg 들어 있는데 감자의 7배에 해당한다.

① 풍부한 식이섬유가 장속의 유해물질을 흡착해 몸 밖으로 배출해 변비를 해소한다.

② 비타민C가 풍부해 피부미백에 좋다.

③ 시력이 좋아진다. 루테인 성분이 시력을 보호한다.

④ 빈혈을 예방한다.

⑤ 베타카로틴이 우리 몸에 쌓인 유해산소를 없애므로 암, 심장병을 예방하는 항산화 작용을 한다.

⑥ 풍부한 칼슘과 비타민C가 뼈를 튼튼하게 하여 골다공증을 예방한다.

24. 콜라비

칼로리	100g 27kcal
성 분	식이섬유, 비타민C, 칼륨, 칼슘, 철분, 비타민A, 안토시아닌

비타민C가 상추나 치커리 등에 비해 4~5배 높다.

① 열량이 낮고 식이섬유가 풍부하며 포만감이 높아 다이어트와 변비 개선이 좋다.
② 칼륨이 풍부하여 몸 속의 염분을 배출시켜 고혈압 등 성인병을 예방한다.
③ 뼈와 치아를 튼튼하게 한다. 비타민A, 비타민C, 칼슘, 철분 성분이 풍부하여 뼈와 치아를 튼튼하게 한다.
④ 노화방지와 피로회복에 좋다. 비타민C와 식이섬유가 풍부해 피로회복에 좋고 더 젊게 한다.
⑤ 칼슘이 풍부하여 어린이 성장발육에 좋다.

25. 사과

칼로리 100g 57kcal
성 분 단백질, 비타민A, 비타민C, 칼슘, 칼륨, 펙틴, 식이섬유, 페놀산, 케세틴, 폴리페놀

1. 사과의 펙틴은 식이섬유가 풍부해 장을 튼튼하게 하여 변비를 개선해주는데 펙틴은 껍질에 더 많이 들어있어 껍질째 먹으면 좋고 아침 식전에 먹는 것이 효과가 좋다.
2. 식이섬유는 혈관에 쌓이는 콜레스테롤을 배출하여 동맥경화를 예방한다.
3. 칼륨은 몸 속의 염분을 배출시켜 고혈압을 예방한다.
4. 페놀산은 몸 속의 유해산소를 무력화시켜 뇌졸중을 예방한다.
5. 케세틴은 폐 기능을 강화하여 담배와 오염물질로부터 폐를 보호한다.
6. 비타민C가 많아 피부미백과 피로회복 작용을 한다.
7. 폴리페놀 성분이 심장병을 예방하고 노화를 방지하고 젊어진다.
8. 임산부가 먹으면 태아에 좋다.

26. 키위

칼로리　100g 50kcal
성　분　비타민C, 비타민E, 식이섬유, 칼륨, 엽산, 폴리페놀

키위 1개를 먹으면 사과 11개 분량의 비타민C를 섭취한 것과 같고, 사과 3개 분량의 비타민E를 섭취한 것과 같다. 채소에 함유된 엽산은 열이나 조리하는 과정에서 50~90% 손실이 있다. 키위는 조리하지 않고 그대로 먹으니 엽산을 제대로 섭취할 수 있다.

❶ 소장에서 콜레스테롤 흡수를 방지하고 변비를 해소하여 대장암을 예방한다.
❷ 풍부한 비타민 E가 들어있어 항산화 작용으로 심장병과 암을 예방한다.
❸ 풍부한 비타민C가 콜라겐 형성을 돕고 철분 흡수를 도우며 멜라닌 색소 침착 방지와 미백 작용을 한다.
❹ 풍부한 칼륨이 들어 있어 고혈압을 예방하고 심장 기능을 강화한다.
❺ 하루에 키위를 2개씩 먹으면 좋고 껍질에 폴리페놀 성분이 많으니 껍질째 먹는다.
❻ 키위에 든 폴리페놀이 동맥경화를 예방하고 심근 경색과 뇌졸중을 예방한다.

⑦ 임산부에게 필요한 엽산이 많으니 기형아 출산 위험을 줄이기 위해 키위를 많이 먹는다.

⑧ 변비 예방과 치료를 하는 식이섬유는 잘 익은 키위에 많다. 덜 숙성된 키위는 실온에서 2~3일 보관해 익히거나 사과와 봉투에 넣어 두면 빨리 숙성된다.

27. 비트

칼로리	100g 45kcal
성 분	단백질, 식이섬유, 베타카로틴, 비타민C, 비타민E, 철분, 엽산, 칼슘, 칼륨, 비타민A, 비타민B1, 비타민B2, 비타민B6, 안토시아닌, 베타시아닌, 베타인

토마토의 8배가 되는 항산화 작용이 있다.

① 비트의 붉은색을 내는 베타인이 중성지방을 제거해 주고 저열량, 저지방 식품이므로 다이어트에 좋다.

② 칼륨과 식이섬유가 체내 콜레스테롤을 배출하고 혈관을 깨끗하게 청소한다.

③ 고혈압, 당뇨병, 고지혈증에 좋다. 안토시아닌이 심혈관 질환을 예방한다. 베타인이 혈중 콜레스테롤 농도를 낮춘다.

④ 안토시아닌과 베타시아닌이 면역기능을 강화하고 항암작용을 한다.

⑤ 철분과 비타민이 빈혈을 예방하고 혈액 순환이 잘 되게 한다.

⑥ 철분과 엽산, 비타민B군이 어린이의 성장과 두뇌발달에 필요한 영양소이다.

⑦ 여성호르몬 기능을 강화하여 생리 불순과 갱년기 우울증에 효과가 있다.

⑧ 베타인이 혈액을 맑게 하고 피부에 수분을 보충하여 건성피부가 좋아지게 한다.

⑨ 안토시아닌의 강력한 항산화 작용과 베타인의 세포 손상을 억제하는 작용으로 폐렴 등의 만성 염증을 완화시킨다.

⑩ 이뇨 작용을 하여 부종을 개선한다.

⑪ 베타인 성분이 간 기능을 강화하고 간 해독 작용을 한다.

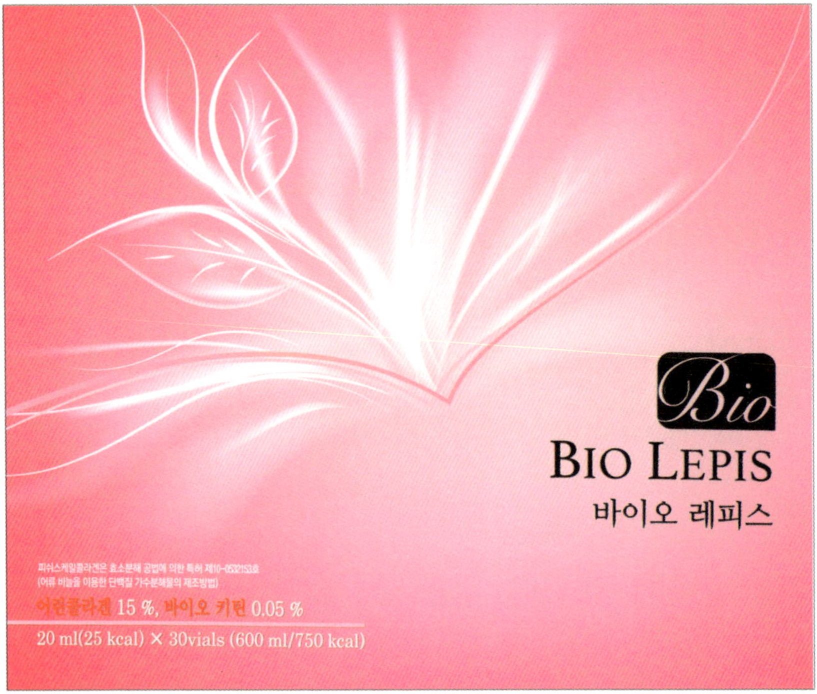
Bio
BIO LEPIS
바이오 레피스
피쉬스케일콜라겐은 효소분해 공법에 의한 특허 제10-0532153호
(어류 비늘을 이용한 단백질 가수분해물의 제조방법)
어린콜라겐 15 %, 바이오 키틴 0.05 %
20 ml(25 kcal) × 30vials (600 ml/750 kcal)

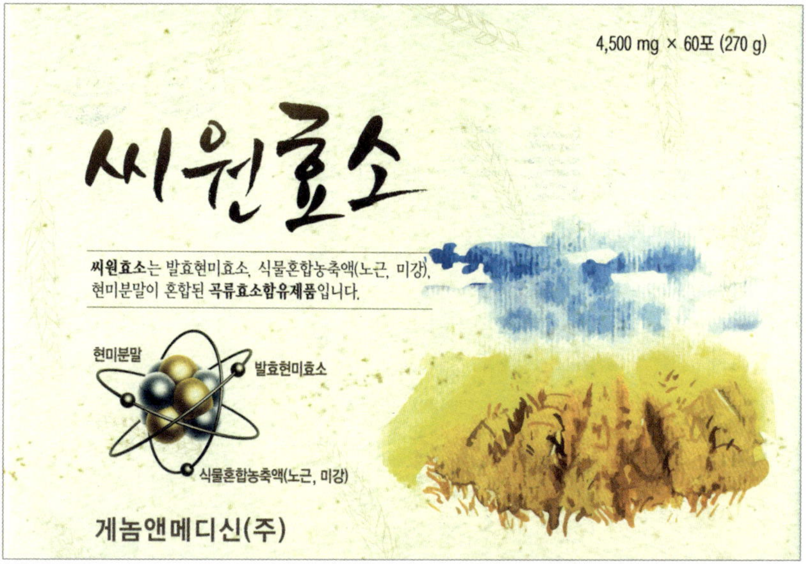

4,500 mg × 60포 (270 g)
씨원효소
씨원효소는 발효현미효소, 식물혼합농축액(노근, 미강), 현미분말이 혼합된 곡류효소함유제품입니다.
현미분말
발효현미효소
식물혼합농축액(노근, 미강)
게놈앤메디신(주)

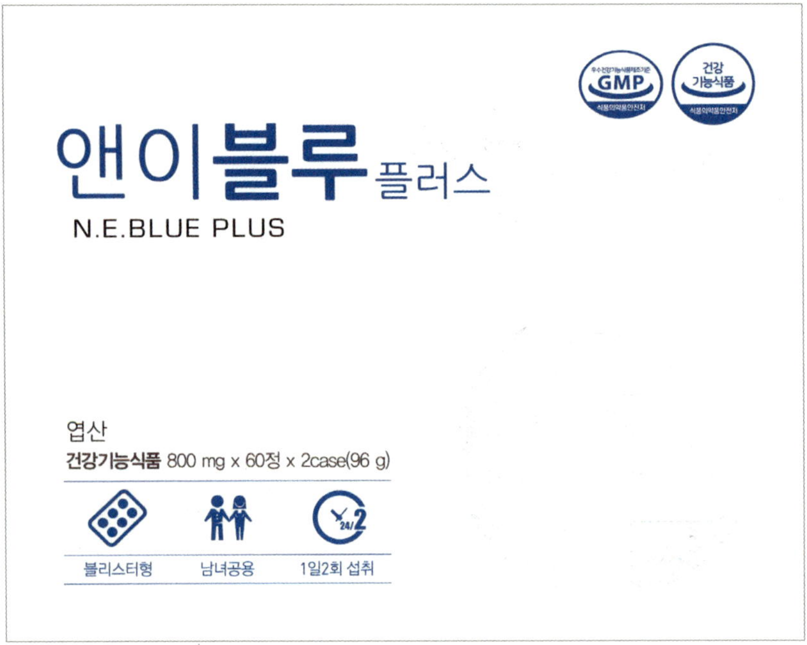
GMP
건강
기능식품
앤이블루 플러스
N.E.BLUE PLUS
엽산
건강기능식품 800 mg x 60정 x 2case(96 g)
24/2
블리스터형
남녀공용
1일2회 섭취

4장 다이어트에 좋은 차

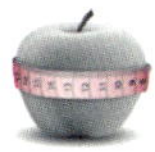

1. 우엉차

성 분 아르기닌, 식이섬유, 칼슘, 철분, 탄닌, 사포닌, 이눌린, 리그닌, 나이아신, 비타민A, 비타민B1, 비타민B2, 비타민B6

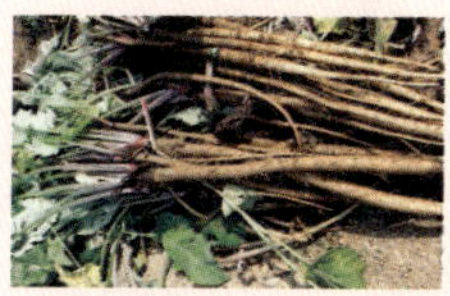

❶ 우엉은 열량이 거의 없고 우엉에 많이 함유되어 있는 식이섬유가 변비를 개선하여 다이어트에 좋고 대장암을 예방한다.

❷ 사포닌 성분이 풍부해 혈중 콜레스테롤과 지방을 분해하여 고지혈증을 예방한다.

❸ 아르기닌은 성 호르몬 분비를 촉진하고 여성들의 생리통과 생리 불순을 개선하며 뇌를 튼튼하게 한다.

❹ 많이 함유된 철분 성분은 빈혈을 예방한다.

❺ 탄닌 성분이 들어 있어 여드름, 아토피, 습진, 두드러기에 소염작용을 하여 피부질환 예방에 효과가 좋다.

❻ 피를 깨끗하게 하는 혈액 순환 작용을 하여 고혈압, 동맥경화, 심장병 예방에 효과가 좋다.

❼ 이눌린이 많이 함유되어 있어서 혈당 상승을 억제하여 당뇨병 예방에 좋다.

❽ 칼슘이 많이 함유되어 골밀도를 강화해 골다공증 예방에 좋다.

❾ 대장의 용종을 줄여주는 작용을 한다.

2. 메밀차

성 분 단백질, 트레오닌, 라이신, 트립토판, 식이섬유, 아르기닌, 루틴, 아스파라긴산, 글루타민산, 칼슘, 철분, 비타민B1, 비타민B2, 비타민D, 인

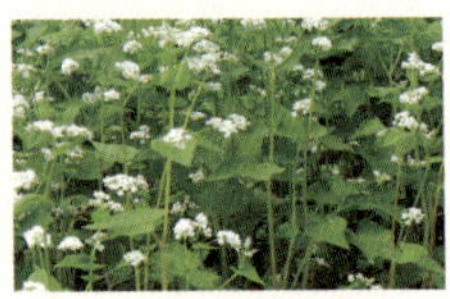

❶ 메밀의 검은 겉껍질은 변비에 좋고 이뇨 작용이 있어 부종을 개선하여 다이어트가 된다.

❷ 식이섬유가 풍부하여 복부 비만을 줄여주고 치질에 좋고 대장암

을 예방한다.

3. 피를 맑게 해주고, 혈관을 튼튼하게 하는 루틴이 함유되어 있어 고혈압과 당뇨병, 뇌졸중, 비만 등의 예방에 좋다.
4. 피부를 부드럽게 하여 각질 제거에 좋다.
5. 피부의 열을 내리고 피부 세포에 탄력을 주어 모세혈관을 건강하게 하는 작용이 있어서 상처가 나기 쉬운 여드름 피부를 좋아지게 한다.
6. 트레오닌, 단백질, 아미노산, 비타민B2 등의 성분이 쌀의 3배가 들어 있어서 영양이 풍부한 영양차로 좋다.
7. 간 기능을 강화하여 간 해독을 하므로 피로 회복에 좋다.

3. 민들레차

성 분 카로틴, 비타민A, 비타민C, 비타민B1, 비타민B2, 락투스피크린, 타락사진, 카페산, 시토스테롤, 콜린, 이눌린, 펙틴, 루테인, 비타민D, 엽산, 테르핀, 식이섬유

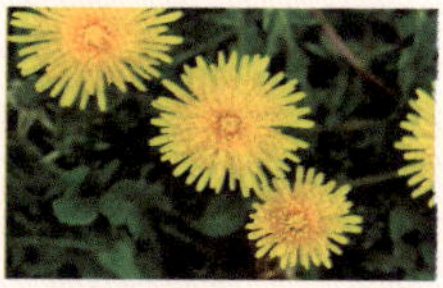

1. 식이섬유가 풍부하여 변비와 만성장염에 좋다.
2. 이뇨 작용을 하여 부종을 개선하고 소변이 시원하지 않고 배뇨통이 있을때 좋아지게 한다.
3. 간의 열을 내려 눈이 충혈되고 아픈 증상에 좋다.

④ 위와 장을 튼튼하게 하여 신경성 구토, 소화불량, 위염, 위궤양에 좋다.

⑤ 몸 속의 염증을 제거하는 작용이 있어서 급성 편도선염과 기관지염, 천식 등의 호흡기 질환에 좋다.

⑥ 만성간염과 지방간, 황달증세 등의 간 질환에 효과가 있다.

⑦ 테르펜이라는 성분이 많이 들어있어서 면역력을 강화하는 효과가 있다.

⑧ 비타민A와 비타민C가 풍부하여 피부의 탄력과 보습작용을 하며, 피부 건조증을 예방하고 콜라겐 생성을 강화하여 피부에 탄력을 준다.

⑨ 시토스테롤이 콜레스테롤을 감소시키는 작용이 있어 고혈압, 당뇨병, 심장병 예방에 좋다.

4. 결명자차

성 분　단백질, 비타민A, 칼슘, 철분, 비타민B, 시토스테롤, 올레인산, 리놀산, 크리쏘파놀, 에모딘, 베타카로틴, 오브투신

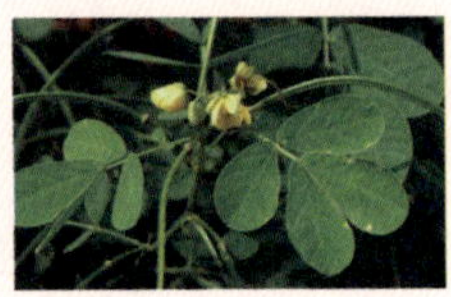

① 몸 속에 열이 많은 사람에게 좋다. 몸 속이 냉한 사람에게는 맞지 않다.

② 장의 열을 내려 변비를 개선한다.

③ 간의 열을 내리고 간 기능을 강화하여 충혈된 눈을 좋아지게 한다. 눈의 피로를 풀어 눈이 맑게 하고 눈물이 나는 증세를 개선하

고 시력이 좋아지게 한다.

4. 콩팥 기능이 좋아지게 하여 이뇨 작용을 하고 독소와 노폐물을 배출하여 고혈압을 예방한다.
5. 몸 속에 열이 많고 얼굴이 붉은 사람의 체질을 개선하여 피부가 좋아지게 한다.
6. 크리쏘파놀, 에모딘과 같은 배변작용을 원활하게 하는 성분이 들어 있어 다이어트가 된다.
7. 알코올의 배출이 잘 되게 하여 숙취해소에도 좋다.
8. 항균 작용이 강하여 구내염에 효과가 좋다.
9. 시토스테롤이 콜레스테롤을 감소시키는 작용이 있어 고혈압, 당뇨병, 심장병 예방에 좋다.

5. 다시마차

성 분 수분, 단백질, 식이섬유, 알긴산, 요오드, 마그네슘, 칼슘, 칼륨, 라미닌, 비타민D

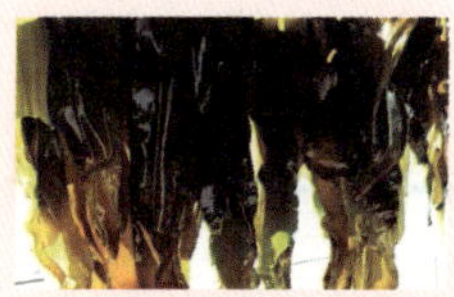

1. 식이섬유가 많이 들어있어 숙변을 제거하고 변비를 개선한다.
2. 아미노산인 라미닌은 혈압강하 작용이 있어 고혈압 예방에 좋다.
3. 칼슘과 비타민D가 많이 들어 있어 뼈와 치아에 좋다.

④ 마그네슘과 칼륨이 풍부해 근육 기능을 강화한다.

⑤ 알긴산은 콜레스테롤 흡수를 방해하여 고지혈증을 예방한다.

⑥ 철분이 풍부하여 피를 많이 만들어주므로 피부 노화를 방지한다.

⑦ 알긴산은 중금속과 발암물질 등을 몸 밖으로 배출하는 작용을 하고 항균작용도 강하다.

⑧ 몸 속의 지방을 몸 밖으로 배출하여 다이어트가 된다.

6. 삼백초차

성 분 쿠에르치트린, 이소쿠에르치트린, 폴라보노이드

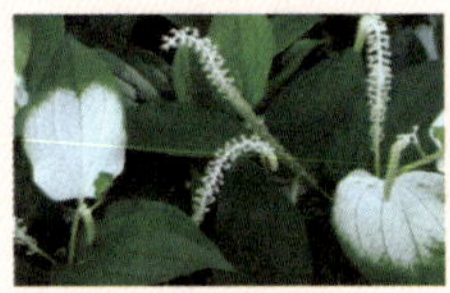

① 쿠에르치트린, 이소쿠에르치트린, 플라보노이드등의 성분이 장의 운동을 활발하게 하고 숙변을 제거하여 변비에 효과가 있다.

② 장 속의 유해세균을 배출한다.

③ 콜레스테롤을 배출하여 고혈압과 심장병, 동맥경화를 예방한다.

④ 항암 작용이 탁월하여 간암과 위암, 폐암을 예방한다.

⑤ 피부 재생 효과가 커서 피부질환과 염증을 개선한다.

⑥ 소변과 대변 기능이 좋아지게 하여 부종을 개선하고 다이어트가 잘되게 한다.

⑦ 간과 위장 기능이 좋아지게 하여 간염, 위장병, 황달에 좋다.

7. 옥수수 수염차

성 분 단백질, 식이섬유, 칼륨, 메이신

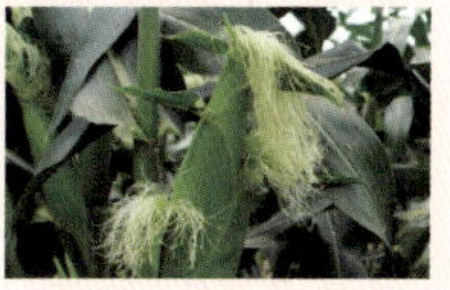

① 식이섬유가 풍부해 장 운동을 활발하게 하여 변비의 예방과 치료에 좋다.

② 체지방을 분해하고 몸 속의 노폐물을 배출하여 고지혈증을 예방하여 다이어트에 좋다.

③ 칼륨이 풍부해 몸 속의 염분을 배출시키는 이뇨작용을 하여 부종을 개선하고 콩팥 기능을 강화하여 방광염에 효과가 있다.

④ 식이섬유가 풍부해 포만감이 있어 다이어트가 된다.

⑤ 신진대사를 활성화시켜 다이어트가 잘 되게 한다.

⑥ 칼륨 성분이 풍부해서 고혈압을 예방한다.

⑦ 메이신이라는 단백질 성분이 전립선 질환을 예방한다.

8. 루이보스티

성 분 단백질, 탄닌, 비타민C, 철분, 칼륨, 칼슘, 마그네슘, 망간, 리튬, 루비움, 아연, 루틴, 페놀산, 케르세틴, 폴리페놀, 퀘세틴, 루테올린, 아스팔라틴, 크리소에리올

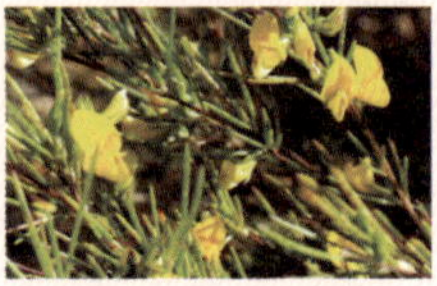

1. 루이보스티에 들어있는 마그네슘은 장내 수분의 양을 풍부하게 유지시키고 장 운동을 활발하게 하여 변비를 개선하므로 다이어트에 좋은 차이다.
2. 단백질 성분이 많이 들어있어 다이어트를 할 때 영양을 주어 지치지 않게 해준다.
3. 카페인이 들어있지 않고 탄닌 성분이 아주 적어 임산부나 신생아도 마실 수 있고 밤에도 마실 수 있다.
4. 미네랄 성분이 풍부하고 특히 칼슘, 마그네슘, 칼륨 성분이 많이 들어있어 피부를 부드럽게 한다.
5. 무가당이므로 당뇨환자들도 부담 없이 마실 수 있다.
6. 항산화 작용을 하는 폴리페놀이 많이 들어있어 암을 예방한다.
7. 녹차와 홍차에 들어있는 옥살산 성분은 신장결석의 위험이 있는데, 루이보스티에는 옥살산 성분이 들어있지 않아서 신장이 좋지 않은 분들에게도 좋다.
8. 루이보스티에는 항산화 작용을 하는 성분이 풍부해 암세포가 성

장하는 것을 막아서 암을 예방한다.

⑨ 콜레스테롤을 감소시켜 고혈압과 고지혈증을 예방한다.

⑩ 칼슘이 풍부하여 골다공증을 예방한다.

⑪ 아스팔라틴 성분이 들어있어 혈당을 조절하여 당뇨를 예방한다.

9. 귤피차

성 분 비타민C, 헤스페리딘, 비타민P, 시스-쿠마린

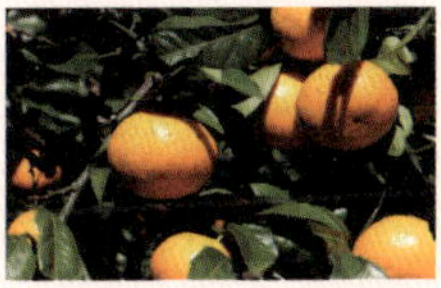

① 귤껍질에는 다른 과일에 비해 비타민C 함량이 아주 높아 멜라닌 색소의 침착을 방지해 다이어트를 할 때 피부미백 작용을 한다.

② 껍질의 하얀 부분에 들어있는 헤스페리딘 성분은 혈관을 튼튼하게 하고, 콜레스테롤 수치를 감소시켜 동맥경화나 고지혈증, 심장병이 있는 사람에게 특히 좋다.

③ 헤스페리딘 성분은 혈압을 낮춰 주고 간을 해독하며 체지방을 분해하고 지방 흡수를 억제하여 다이어트가 잘된다.

④ 몸에 습과 수분이 많아 기의 순환이 잘 안되는 체질이 귤피차를 마시면 순환이 잘 되어 노폐물을 배출하게 되므로 몸이 가벼워지고 다이어트가 된다.

5 비타민C가 풍부하여 감기를 예방하고 기침이 가라앉게 하며 면역력을 강화한다.

6 소화가 잘 되게 하고, 위에 있는 수분 배출을 원활하게 하며 몸속의 체지방을 분해시켜 다이어트가 잘된다.

10. 율무차

성 분 단백질, 칼슘, 칼륨, 철분, 인, 비타민B1, 비타민B2, 덱스트린, 류신, 알라신, 프롤린, 글루탐산, 식이섬유, 게르마늄, 콘시롤라이드

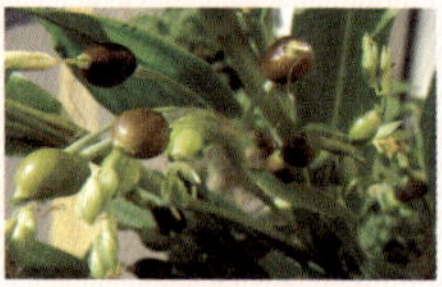

1 당질 소화효소인 알파아밀라제 활성을 억제하는 물질이 있어 당질 흡수를 낮추므로 다이어트에 좋다.

2 칼로리가 적고 식이섬유와 단백질이 많이 들어있어 포만감을 주고 식욕을 감소시켜 다이어트에 좋다.

3 체내에 쌓여있는 해로운 수분을 배출하는 이뇨작용으로 부종을 개선한다.

4 혈액 순환이 잘 되게 하여 관절 질환과 근육 경련에 좋은 작용을 한다.

5 몸이 찬 체질의 물사마귀를 좋아지게 한다.

6 게르마늄과 콘시롤라이드가 풍부해서 암세포의 발생을 억제해 암

을 예방한다.

⑦ 칼륨이 풍부해 체내의 나트륨 배출을 도와 콜레스테롤 수치를 감소시켜서 고혈압과 동맥경화, 심장병을 예방한다.

⑧ 혈당을 조절하는 효과가 있어 당뇨병을 예방한다.

11. 생강차

성 분 마그네슘, 아연, 진저롤, 라피노스, 진저베인, 시네올, 터핀, 페놀

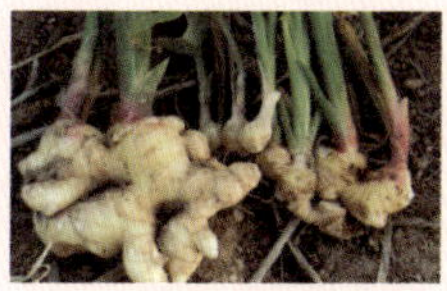

① 수분을 80% 함유하고 있고 미네랄이 풍부하다.

② 따뜻한 성질의 생강차는 체온을 오르게 해서 신진대사를 원활하게 하여 운동 전후에 마시고 운동을 하면 칼로리 소모량을 높여 다이어트가 된다.

③ 손발이 차고 냉증이 있으며 부종이 있는 사람에게 수분 배설이 잘되게 하여 부종을 개선한다.

④ 체지방을 줄여주며 날씬한 근육질로 만들어 준다.

⑤ 냉증의 생리 불순, 저혈압이 개선되게 한다.

⑥ 마그네슘과 아연이 풍부해 혈액 순환이 잘되게 하고 콜레스테롤 수치를 감소시켜 심장병에 좋다.

⑦ 매운맛이 나는 진저롤 성분이 신진대사를 강화하고 몸을 따뜻하게 하여 지방을 태우므로 복부비만을 개선한다.

⑧ 몸을 따뜻하게 하여 생리통을 완화시켜주고 소화력과 면역력을 강화한다.

12. 보이차

성 분 갈산, 카테킨, 폴리페놀

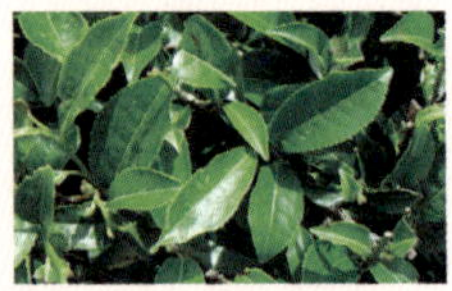

① 갈산이라는 성분이 풍부해 지방을 분해하여 다이어트가 된다.

② 카테킨 성분이 콜레스테롤 분해를 촉진하고 혈전을 예방한다.

③ 콩팥 기능을 강화하여 이뇨작용이 잘 되게 하여 부종을 개선하며 다이어트가 잘 되게 한다.

④ 카테킨이라는 성분이 풍부하며 카테킨은 항산화 작용을 하여 노화를 방지하고 고혈압과 고지혈증을 예방한다.

⑤ 보이차는 성질이 따뜻하여 위장이 좋아지게 하며 숙변을 배출한다.

⑥ 폴리페놀이 풍부해 혈액 순환과 해독작용을 하여 노폐물을 배출한다.

⑦ 몸을 따뜻하게 하고, 장이 좋아지게 하며 숙취 해소에도 좋다.

13. 죽엽차

성 분 아디포넥틴, 칼륨, 식이섬유, 플라보노이드, 비타민

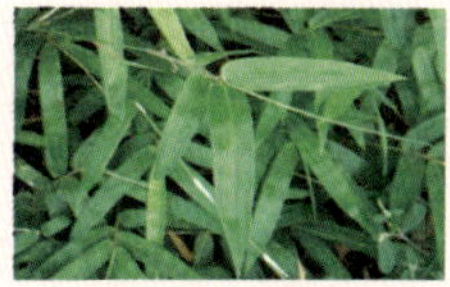

① 대나무가 쭉 자라는 것처럼 답답하게 막힌 것을 뚫어주는 작용이 있고, 식이섬유가 풍부해 변비를 개선해서 다이어트가 된다.

② 성질이 차고 시원해 열이 많이 나는 사람들이 화가 나서 가슴이 답답하고 짜증이 나는 증세를 좋아지게 한다,

③ 아디포넥틴 성분이 식욕을 조절하는 효능이 있어 다이어트가 된다.

④ 콜레스테롤 수치를 감소시켜 고혈압과 당뇨병, 심장병을 예방하고, 죽엽차를 마시면 심장의 열이 내려가고 피부도 맑아진다.

⑤ 항산화 작용을 하여 피부의 탄력과 보습 작용이 좋아지고 탈모와 여드름에 효과가 좋다.

⑥ 간 기능을 강화하여 해독 작용이 잘되므로 몸이 깨끗해진다.

⑦ 칼륨이 풍부하여 고혈압과 당뇨병을 예방한다.

⑧ 대나무 잎은 가래를 줄여주고 구강의 세균을 없앤다.

⑨ 머리를 맑게 해주고 불면증에 효과가 좋다.

14. 마테차

성 분 셀레늄, 폴리페놀, 식이섬유, 판토텐산, 크산틴, 클로로겐산, 사포닌, 니코틴산, 철분, 칼슘, 마그네슘, 비타민A, 비타민B1, 비타민B2, 비타민C, 비타민E

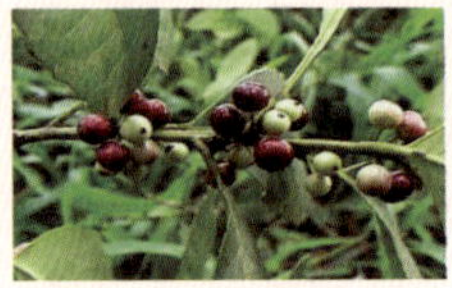

1. 클로로겐산 성분은 지방이 축적되는 것을 방지하고 지방이 연소될 수 있도록 도와주는 역할을 하여 다이어트가 된다.
2. 포만감이 크고 식욕을 억제하는 효과가가 있어 다이어트가 된다.
3. 판토텐산 성분은 체중을 감소시키는 효과가가 있어 다이어트가 된다.
4. 철분 함량은 녹차의 5배가 많아 다이어트 할 때 빈혈을 예방한다.
5. 사포닌은 콜레스테롤 수치를 감소시키고 혈당 수치를 감소시켜 당뇨병과 고지혈증을 예방한다.
6. 식이섬유가 풍부하여 변을 부드럽게 하고 장운동이 잘되게 하여 변비를 개선한다.
7. 사포닌이 풍부해 면역기능을 강화한다.
8. 폴리페놀이 풍부해 체지방을 감소시키고 항산화 작용을 한다.

15. 솔잎차

성 분 단백질, 케르세틴, 베타카로틴, 옥시팔라민, 탄닌, 테르펜, 클리코키닌, 칼슘, 철분, 비타민A, 비타민C, 비타민K, 엽록소

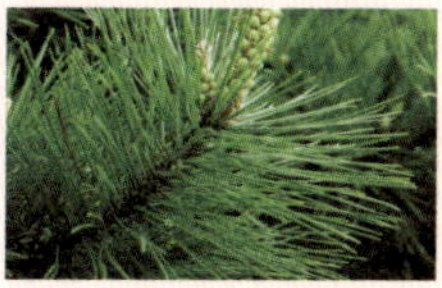

1. 체내의 노폐물을 배출하고 콜레스테롤 수치를 감소시켜 다이어트가 된다.
2. 풍부한 케르세틴이 혈관을 강화하여 고혈압과 당뇨병, 동맥경화, 뇌졸중을 예방하고 치매를 방지한다.
3. 피부의 열을 내려 탈모를 예방하고 아토피와 여드름이 좋아지게 한다.
4. 테르펜이 콜레스테롤을 제거하고 혈액을 깨끗하게 하여 동맥경화와 심근경색, 뇌혈전을 예방하는 효과가 있다.
5. 베타카로틴과 옥시팔라민이 들어있어 몸 속의 활성 산소를 감소시켜 노화를 방지한다.
6. 탄닌 성분이 위장 운동을 활발하게 하여 변비를 해소한다.
7. 클리코키닌과 철분이 풍부해 혈당을 감소시켜 당뇨병을 예방한다.

5장 칼로리

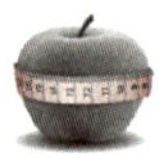

1. 칼로리표

식품	분량	분량당 kcal
쌀밥	210g	300kcal
보리밥	210g	300kcal
팥밥	210g	300kcal
오곡밥	210g	300kcal
비빔밥	410g	600kcal
돌솥비빔밥	400g	510kcal
김치볶음밥	400g	590kcal
새우볶음밥	410g	630kcal
볶음밥	410g	650kcal
오므라이스	450g	690kcal
카레라이스	450g	680kcal

식품	분량	분량당 kcal
잡채밥	550g	860kcal
자장밥	450g	700kcal
제육덮밥	500g	550kcal
불고기덮밥	500g	560kcal
오징어덮밥	500g	500kcal
회덮밥	400g	530kcal
생선초밥 10개	150g	300kcal
유부초밥 10개	150g	480kcal
김밥 1줄	290g	460kcal
호박죽	210g	250kcal
팥죽	210g	280kcal
단팥죽	210g	330kcal
전복죽	210g	250kcal
비빔국수	400g	520kcal
콩국수	550g	500kcal
칼국수	550g	500kcal
수제비	550g	500kcal
스파게티	400g	650kcal
자장면	450g	700kcal
우동	600g	470kcal
짬뽕	550g	700kcal
메밀국수	300g	220kcal
물냉면	600g	580kcal
비빔냉면	400g	600kcal
라면	500g	520kcal
쫄면	400g	600kcal
떡국	650g	650kcal
만둣국	600g	650kcal
군만두 3개	90g	230kcal
물만두 5개	70g	140kcal

식품	분량	분량당 kcal
김치만두 5개	100g	250kcal
감자탕	800g	700kcal
설렁탕	600g	350kcal
도가니탕	800g	500kcal
갈비탕	700g	450kcal
삼계탕	800g	1000kcal
추어탕	600g	300kcal
육개장	600g	350kcal
꽃게탕	750g	320kcal
알탕	700g	340kcal
두부된장찌개	250g	100kcal
동태찌개	700g	300kcal
참치김치찌개	250g	160kcal
순두부찌개	300g	180kcal
돼지김치찌개	300g	190kcal
부대찌개	700g	400kcal
청국장찌개	300g	140kcal
버섯소고기전골	700g	450kcal
크림수프	150g	170kcal
소고기수프	150g	200kcal
양송이수프	150g	180kcal
삼겹살구이	200g	620kcal
돼지불고기	200g	450kcal
불고기	200g	300kcal
갈비구이	200g	610kcal
등심구이	200g	450kcal
돼지갈비	200g	670kcal
떡갈비	200g	400kcal
닭갈비	200g	300kcal
양념통닭	160g	350kcal

식품	분량	분량당 kcal
돈까스	90g	320kcal
생선까스	90g	180kcal
탕수육	190g	370kcal
깐풍기	190g	270kcal
햄버거	150g	350kcal
치킨버거	150g	340kcal
치즈버거	150g	420kcal
불고기버거	150g	370kcal
새우버거	150g	390kcal
라이스버거	260g	500kcal
닭가슴살	140g	300kcal
닭다리	90g	180kcal
치킨너겟 2조각	30g	100kcal
감자튀김	100g	320kcal
비스킷	62g	220kcal
애플파이	85g	270kcal
피자(R) 1조각	100g	270kcal
피자(L) 1조각	120g	320kcal
핫도그	60g	170kcal
핫바	80g	150kcal
와플 2조각	100g	250kcal
붕어빵 1개	50g	100kcal
호떡	90g	300kcal
순대	100g	140kcal
족발	100g	250kcal
떡볶이	200g	420kcal
라볶이	200g	460kcal
어묵	80g	110kcal
군고구마	130g	190kcal
찐감자	180g	150kcal

식품	분량	분량당 kcal
찐옥수수	220g	320kcal
소고기삼각김밥	100g	190kcal
참치마요네즈삼각김밥	100g	160kcal
찐달걀 1개	55g	75kcal
땅콩	50g	290kcal
호두	50g	326kcal
마른오징어 1마리	85g	300kcal
쥐포 2개	45g	150kcal
식빵 3쪽	105g	300kcal
팥빵 1개	95g	250kcal
소보로빵 1개	60g	230kcal
베이글 1개	80g	250kcal
크로와상 1개	50g	200kcal
채소샌드위치 1조각	150g	350kcal
머핀 1개	90g	250kcal
롤케이크 1조각	100g	330kcal
던킨도넛 1개	65g	250kcal
찹쌀도넛 1개	80g	320kcal
꽈배기 1개	60g	250kcal
고로케 1개	130g	380kcal
카스테라 1개	100g	320kcal
치즈케이크 1조각	100g	330kcal
핫케이크 1개	90g	220kcal
가래떡 1개	70g	170kcal
백설기4쪽	140g	330kcal
시루떡 3조각	100g	210kcal
절편 4개	120g	270kcal
송편 4개	90g	200kcal
인절미 5개	75g	170kcal
약밥 2조각	110g	270kcal

식품	분량	분량당 kcal
찹쌀떡 2개	120g	280kcal
호박떡 2조각	70g	180kcal
소고기미역국	250g	90kcal
콩나물국	250g	50kcal
소고기콩나물국	250g	100kcal
북어국	250g	110kcal
조개국	250g	70kcal
재첩국	250g	60kcal
김치국	250g	60kcal
시래기된장국	250g	70kcal
미역오이냉국	250g	60kcal
시금치된장국	250g	70kcal
냉이된장국	250g	80kcal
쑥국	250g	80kcal
아욱된장국	250g	80kcal
콩자반	30g	110kcal
김부각	15g	70kcal
고추부각	20g	60kcal
북어채무침	30g	100kcal
무말랭이무침	30g	60kcal
김무침	10g	20kcal
골뱅이무침	110g	90kcal
두릅된장무침	30g	40kcal
마늘장아찌	60g	50kcal
마늘종장아찌	30g	25kcal
고추장아찌	30g	20kcal
고추잎장아찌	30g	20kcal
깻잎장아찌	30g	20kcal
더덕장아찌	30g	30kcal
오이피클	30g	30kcal

식품	분량	분량당 kcal
오징어젓	30g	30kcal
창란젓	30g	50kcal
명란젓	20g	40kcal
어리굴젓	30g	30kcal
꽃게장	60g	80kcal
멸치볶음	20g	50kcal
풋고추멸치볶음	50g	100kcal
마른새우볶음	20g	70kcal
미역줄기볶음	50g	40kcal
감자채볶음	60g	110kcal
낙지볶음	70g	110kcal
오징어볶음	70g	120kcal
돼지김치볶음	80g	100kcal
달걀후라이	50g	100kcal
달걀말이	60g	110kcal
두부구이	50g	60kcal
뱅어포구이	20g	60kcal
김구이	10g	30kcal
고등어구이 1토막	70g	190kcal
갈치구이 1토막	50g	70kcal
조기구이 1마리	80g	100kcal
황태양념구이 1토막	50g	120kcal
가자미구이 1토막	50g	60kcal
꽁치구이 1토막	50g	150kcal
삼치구이 1토막	80g	160kcal
장어양념구이 1토막	50g	150kcal
떡꼬치구이	60g	140kcal
닭꼬치구이	100g	270kcal
감자조림	75g	120kcal
닭감자조림	180g	175kcal

식품	분량	분량당 kcal
두부양념조림	100g	120kcal
달걀조림 1개	60g	90kcal
땅콩조림	30g	140kcal
호두조림	16g	130kcal
연근조림	40g	40kcal
우엉조림	40g	60kcal
풋고추조림	40g	40kcal
깻잎조림	30g	20kcal
갈치무조림	80g	115kcal
고등어무조림	80g	180kcal
소고기장조림	50g	80kcal
미트볼조림	80g	200kcal
꽁치조림	80g	160kcal
코다리찜	80g	100kcal
코다리콩나물찜	200g	180kcal
알찜	80g	100kcal
두부찜	80g	90kcal
꼬막양념찜	100g	100kcal
닭찜	200g	370kcal
돼지갈비찜	200g	350kcal
미더덕찜	120g	80kcal
편육	80g	90kcal
김치전	130g	150kcal
굴전	110g	185kcal
파전	130g	200kcal
감자전	80g	130kcal
깻잎전 2개	80g	150kcal
녹두빈대떡 1장	110g	230kcal
애호박전 4개	80g	90kcal
표고버섯전 5개	80g	130kcal

식품	분량	분량당 kcal
동태전 2개	80g	150kcal
고추전 3개	80g	140kcal
떡산적	100g	150kcal
오징어튀김 2개	80g	140kcal
채소튀김 1개	80g	130kcal
고구마튀김 2개	80g	150kcal
새우튀김 2개	80g	130kcal
닭강정	85g	180kcal
무나물	50g	30kcal
콩나물무침	70g	50kcal
숙주나물	70g	30kcal
시금치나물	50g	40kcal
고사리나물	50g	40kcal
도라지나물	50g	60kcal
취나물	50g	40kcal
쑥갓나물	50g	35kcal
애호박나물	50g	40kcal
깻잎나물	70g	40kcal
가지나물	50g	30kcal
오이생채	50g	20kcal
냉이나물	70g	70kcal
무생채	70g	30kcal
양배추쌈	100g	65kcal
상추쌈	140g	40kcal
다시마쌈	70g	30kcal
돼지고기보쌈	380g	420kcal
부추무침	40g	30kcal
도토리묵무침	80g	50kcal
청포묵무침	80g	100kcal
톳나물초무침	60g	30kcal

식품	분량	분량당 kcal
잡채	90g	150kcal
콩나물잡채	70g	100kcal
상추겉절이	50g	20kcal
배추겉절이	70g	30kcal
미역오이초무침	50g	20kcal
파래무무침	50g	20kcal
양배추샐러드	50g	70kcal
과일샐러드	120g	120kcal
옥수수샐러드	70g	110kcal
감자샐러드	100g	110kcal
마카로니샐러드	60g	140kcal
치킨샐러드	240g	180kcal
배추김치	50g	15kcal
백김치	50g	10kcal
보쌈김치 1포기	320g	140kcal
나박김치	100g	12kcal
동치미	100g	10kcal
오이소박이	100g	20kcal
깍두기	50g	20kcal
총각김치	70g	30kcal
열무김치	50g	20kcal
열무물김치	100g	10kcal
고들빼기김치	50g	40kcal
갓김치	50g	20kcal
파김치	50g	30kcal
부추김치	50g	30kcal
사과 1개	250g	130kcal
배 1개	360g	150kcal
감 1개	160g	90kcal
홍시 1개	80g	50kcal

식품	분량	분량당 kcal
곶감 1개	30g	60kcal
포도 1송이	390g	240kcal
거봉 11개	100g	50kcal
딸기 5개	75g	20kcal
바나나 1개	135g	100kcal
오렌지 1개	310g	90kcal
귤 1개	100g	50kcal
메론 1개	850g	270kcal
자몽 1개	40g	70kcal
망고 1개	100g	70kcal
레몬 1개	100g	30kcal
키위 1개	100g	50kcal
토마토 1개	250g	50kcal
방울토마토 5개	100g	20kcal
복숭아 1개	300g	100kcal
천도복숭아 1개	100g	30kcal
파인애플 1조각	100g	25kcal
자두 1개	80g	30kcal
참외 1개	120g	50kcal
수박 1쪽	250g	50kcal
마른대추 8개	20g	60kcal
밤 3개	30g	50kcal
설탕 1Tbs	15g	60kcal
꿀 1Tbs	19g	56kcal
물엿 1Tbs	22g	77kcal
올리고당 1Tbs	19g	15kcal
고춧가루 1Tbs	7g	26kcal
마늘 1Tbs	20g	30kcal
된장 1Tbs	25g	35kcal
생강 1Tbs	11g	7kcal

식품	분량	분량당 kcal
대파 1Tbs	8g	3kcal
국간장 1Tbs	13g	5kcal
고추장 1Tbs	27g	34kcal
후추 1Tbs	3g	9kcal
식초 1Tbs	10g	1kcal
깨소금 1Tbs	5g	30kcal
참기름 1Tbs	15g	138kcal
식용유 1Tbs	12g	110kcal
마가린 1Tbs	20g	152kcal
버터 1Tbs	20g	150kcal
땅콩버터 1Tbs	14g	90kcal
마요네즈 1Tbs	18g	118kcal
딸기잼 1Tbs	24g	70kcal
케첩 1Tbs	18g	20kcal
참치통조림	150g	450kcal
비엔나소시지	270g	820kcal
김밥햄	350g	710kcal
스팸	200g	690kcal
짜파게티	140g	610kcal
햇반	300g	430kcal
햇반	210g	315kcal
연두부	100g	40kcal
새우깡 1봉지	90g	460kcal
맛동산 1봉지	100g	500kcal
양파링 1봉지	85g	420kcal
조리퐁 1봉지	87g	390kcal
오징어땅콩 1봉지	65g	320kcal
꼬깔콘 1봉지	60g	310kcal
꿀꽈배기 1봉지	75g	350kcal
빼빼로	45g	150kcal

식품	분량	분량당 kcal
에이스크래커	109g	655kcal
초코파이 1개	37g	170kcal
자유시간(초콜릿)	50g	190kcal
연양갱	55g	200kcal
허쉬초콜릿	50g	270kcal
콘플레이크	40g	150kcal
코카콜라 250ml	1캔	100kcal
칠성사이다 250ml	1캔	100kcal
포카리스웨트 240ml	1캔	60kcal
게토레이 240ml	1캔	50kcal
오렌지주스(무가당) 180ml	1캔	75kcal
오렌지주스(가당) 200ml	1캔	120kcal
매실차	1잔	60kcal
생강차	1잔	70kcal
모과차	1잔	70kcal
오미자차	1잔	50kcal
유자차	1잔	70kcal
율무차	1잔	100kcal
쌍화차	1잔	60kcal
꿀차	1잔	60kcal
코코아	1잔	110kcal
인삼차	1잔	70kcal
우유	200ml	125kcal
저지방우유	200ml	100kcal
초코우유	200ml	170kcal
딸기우유	200ml	170kcal
바나나맛우유	240ml	175kcal
베지밀A	200ml	110kcal
바닐라쉐이크	200ml	160kcal
딸기쉐이크	200ml	230kcal

식품	분량	분량당 kcal
커피 블랙	1잔	0kcal
커피 설탕 2ts	1잔	30kcal
커피 설탕 2ts 프림 1Tbs	1잔	50kcal
카푸치노	355ml	150kcal
요구르트	65ml	50kcal
요구르트	150ml	150kcal
바이오요거트	110g	125kcal
비요뜨시리얼	155g	210kcal
비요뜨초코링	143g	215kcal
과일푸딩	170g	190kcal
소주 1잔	50ml	70kcal
소주 1병	360ml	504kcal
레몬소주 1잔	50ml	35kcal
레몬소주 1병	260ml	182kcal
청하 1잔	50ml	50kcal
청하 1병	300ml	300kcal
매취순 1잔	50ml	50kcal
매취순 1병	375ml	375kcal
백세주 1잔	50ml	47kcal
백세주 1병	375ml	350kcal
막걸리 1대접	350ml	190kcal
맥주 1병	500ml	215kcal
맥주 1캔	330ml	140kcal
생맥주	500ml	190kcal
레드와인 1잔	70ml	50kcal
화이트와인 1잔	100ml	60kcal
샴페인 1잔	100ml	40kcal
위스키 1잔	40ml	90kcal
보드카 1잔	50ml	120kcal
강냉이 1봉지	150g	230kcal

식품	분량	분량당 kcal
뻥튀기 1봉지	90g	150kcal
월드콘	100g	280kcal
바밤바	100g	95kcal
팥빙수	350g	410kcal

2. 100칼로리를 소모하기 위한 운동량

성인 60kg 기준(30분 운동으로 소비되는 칼로리 양)		
빨리 걷기	160kcal	빨리 걷기는 칼로리 소모가 잘되어 10kg 감량도 가능하다.
걷기	90kcal	가장 간단한 유산소 운동으로 무리가 적다.
러닝	220kcal	운동 강도가 높은 유산소 운동, 무릎이나 발목이 약한 사람의 경우 특히 주의해야 한다.
수영	590kcal	달리기 이상의 체력이 필요한 강도 높은 유산소 운동. 물속에서 몸을 움직이기 때문에 체력소모가 아주 많으니 무리하지 않도록 해야 한다.
줄넘기	330kcal	성장기 어린이나 청소년들은 성장효과까지 있다.
자전거	250kcal	관절이나 근육통이 있는 경우에 좋고, 고혈압, 당뇨병, 고지혈증, 비만을 예방한다.
계단오르기	190kcal	전신운동으로 큰 효과를 내며 유산소 운동과 무산소 운동이 결합되어 아주 좋다.
배드민턴	210kcal	심폐기능을 강화한다.
등산	240kcal	심폐기능이 강화되고 다리와 허리가 강해진다
테니스	210kcal	심장혈관을 강화하고 순발력과 근력강화에 아주 효과적이다.
배구	210kcal	하체 근력을 강화하고 민첩성과 지구력이 좋아지고 다이어트에 효과가 좋다.

성인 60kg 기준(30분 운동으로 소비되는 칼로리 양)		
스트레칭	75kcal	혈액 순환을 촉진하고 스트레스와 긴장감 해소에 좋다.
요가	75kcal	호흡이 좋아지게 하여 심장기능을 강화하고 심리적인 안정을 준다.
산책	78kcal	혈액 순환을 촉진하여 부종을 개선하고 정신적인 긴장을 해소한다.
볼링	90kcal	집중력을 강화하고 스트레스를 해소하며 전신운동의 효과가 있다.
춤	130kcal	심장기능을 강화하는 유산소 운동으로 몸을 계속 움직이므로 체력 소모가 크다.
에어로빅	150kcal	유연성을 강화하고 심폐기능과 지구력을 높이는 유산소 운동이다.
탁구	180kcal	팔 근육과 손목 근육, 종아리 근육이 발달되며, 순발력을 강화한다.
축구	180kcal	하체 근육이 강해지고 심폐 지구력이 좋아지며 칼로리 소모가 높다.
승마	250kcal	허벅지와 복근 등을 더 단단하게 하여 변비를 해소하고 칼로리 소모가 잘되게 한다.
윗몸일으키기	258kcal	복근을 강화하여 내장기능이 좋아지게 하고 체지방을 감소시킨다.
골프 (실내연습장)	111kcal	유연성과 집중력을 강화하고 심폐기능이 좋아지는 유산소 운동이다.
스키	210kcal	심폐기능을 강화하는 유산소 운동으로 고혈압, 당뇨병, 심장병을 예방한다.
팔굽혀펴기	126kcal	근육을 스트레칭하여 자세를 교정하고 심혈관계 기능을 강화한다.
농구	180kcal	순발력과 지구력이 강화되고 민첩성이 향상되어 다이어트가 잘된다.

10분 기준 소모되는 칼로리 양

잠자기	8kcal
운전하기	10kcal
사무보기	10kcal
세수하기	12kcal
화장하기	12kcal
목욕하기	25kcal
청소기 밀기	25kcal
빨래 널기	30kcal
손세탁	30kcal

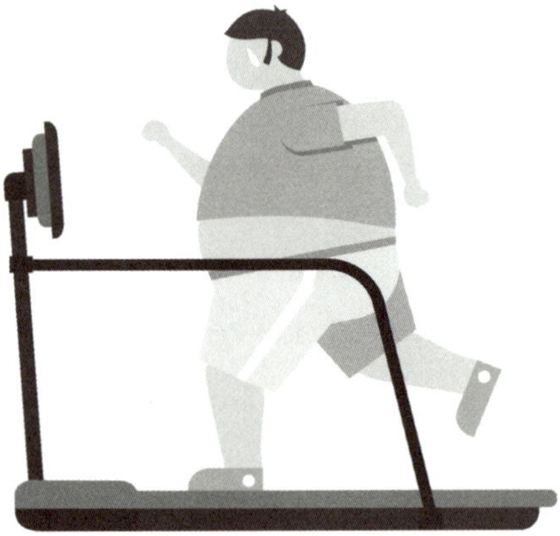

“

2부
호르몬

”

1장 여성 갱년기 증상

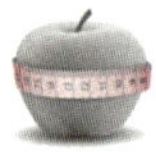

1. 안면홍조와 식은땀이 난다

얼굴에 열이 나고 화끈거리며 식은땀이 난다. 갱년기 여성의 50~80%에 나타난다. 10~15%의 여성들은 열이 심하고 몸이 흠뻑 젖을 정도로 땀이 많이 나서 일상생활이 어려울 정도이다. 몇 년 정도가 지나면 대부분 좋아지고 10년 이상 지속되는 여성들도 있다.

원인은 호르몬 분비 기능의 저하로 콩팥 기능이 약해져서 골수에서 피를 만드는 조혈기능이 떨어져서 몸 속에 생기는 열을 꺼줄 수 있는 혈액과 진액이 부족한 것이다.

갱년기 증상 중에서 가장 힘들고 불편함을 호소한다. 특히 잠을 자고 있는 밤에 이 증상이 나타나면 숙면에 방해를 준다. 사람들과의 만남

중에 이 증상이 나타날 때는 불안한 마음까지 든다. 열을 내려주고 피를 많이 만들어 주는 것이 치료법이다.

2. 복부지방 증가와 근육감소가 있다

우리 몸 근육의 80% 이상을 차지하는 콜라겐 생성이 둔화되어 근육이 노화되기 때문에 나타난다. 우리몸 전체 근육의 50%는 허벅지 근육이다. 허벅지 근육은 혈액 속에 남아있는 당과 지방을 흡수해서 제거하는 중요한 역할을 한다. 허벅지 근육이 혈당의 70%를 흡수한다. 지방과 당을 똑같이 섭취해도 허벅지가 굵은 사람은 허벅지에서 흡수하지만 얇은 사람은 다 흡수하지 못하고 혈액 속에 남게 되어 지방과 당이 넘쳐서 혈당이 올라가고 살이 찌게 되어 당뇨병과 고지혈증이 발생하게 된다. 허벅지 둘레가 1cm이상 감소할 때 당뇨 위험률이 9% 증가하고 허벅지가 가늘수록 심장병으로 인한 사망의 위험률이 2배나 상승한다.

허벅지 근육이 굵으면 간 기능이 좋다. 지방이 혈당을 높이는데 지방이 분해되지 않고 간에 쌓이면 지방간이 된다. 심장은 인체의 구석구석에 혈액을 공급해주는 펌프역할을 하는데 종아리 근육은 하체에 있는 혈액을 위쪽으로 보내는 펌프 역할을 하며 종아리 근육이 굵으면 심장 기능이 좋다.

호르몬이 감소하면 복부지방이 증가해 뱃살이 찌는데 뱃살은 대부분

근육이 아니고 지방이다. 골반근육의 약화와 복부내의 압력을 높이는 과도한 복부지방은 요실금으로 나타난다.

요실금은 케겔운동으로 많은 효과를 본다. 평소에 날씬한 체형의 여성들도 폐경 전후로 하체 근육이 줄어들면서 뱃살이 나온다. 그 이유는 호르몬이 감소하여 간의 대사 기능이 저하되어 노폐물의 배출이 안 되기 때문이다.

특히 여성들은 하체 근육인 엉덩이와 허벅지의 근육이 많이 감소한다. 이럴 때 등산과 걷기 운동을 하면 엉덩이와 허벅지와 종아리 근육이 모두 탄력있게 단단해진다. 여성은 폐경 이후 콜레스테롤 수치가 상승한다. 허벅지 근육량을 늘리는 식이요법으로 기름기 없는 육류나 생선, 콩과 두부로 단백질을 충분히 섭취한다. 뱃살을 줄이기 위해 해조류와 채소, 버섯, 잡곡을 많이 섭취한다. 혈당량을 늘이는 흰쌀과 흰 밀가루, 가공식품, 청량음료, 주스는 피한다.

3. 불면증이 심해진다

불면증이 계속되면 살이 찐다. 숙면을 해야 간 기능이 좋아져서 간 대사가 잘 되어 살이 빠지게 된다. 갱년기 증세 중 두 번째로 힘든 것이 불면증이다. 잠이 부족하면 다음날까지 피곤하고 이 증상이 계속되면 만성피로증후군이 나타난다. 원인은 간과 심장의 열이 많아지고 피가 부족한 것이다. 간과 심장의 열을 내리고 피를 많이 만들어 주면 근본적인 치료가 된다.

카페인 중독증은 3일 동안 커피를 마시지 않았을 때 두통이 생기는 것이다. 불면증을 치료하기 위해서 첫 번째로 할 일은 카페인을 최대로 줄이는 것이다. 불면증을 더 심하게 만드는 커피와 녹차, 홍차, 보이차 등의 카페인을 줄이고 카페인이 들어있지 않는 루이보스티와 국화차, 민들레차, 구기자차 등을 마시면 좋다.

4. 질건조증과 질염이 발생한다

폐경기에는 여성호르몬인 에스트로겐 양의 감소로 인해 질 조직이 얇아진다. 피가 부족해져 진액이 부족해지므로 질 건조증과 질염이 발생한다. 안구건조증도 같이 나타난다. 심한 경우는 걸어 다니기만 해도 질 건조증으로 질 주위의 통증을 느끼는 여성도 있다. 부부관계에서도 통증과 건조증으로 인한 출혈로 힘들어 하기도 한다.

질 주위를 부드럽게 해주는 윤활제를 바르면 일시적인 효과가 있고 한번 바르는 것으로 부족하면 여러번 바르면 효과가 더 좋다. 커피는 피부를 건조하게 하므로 최대한 줄이고 걷기 운동을 많이 하여 증상을 개선한다.

5. 골다공증을 유발한다

폐경 이후에는 거의 대부분의 여성들이 골다공증이 될 확률이 높다. 25~34세 여성 중 6~18%가 골밀도가 비정상적으로 낮다. 일생 동안 손실되는 뼈의 50%는 폐경 이전에 이미 손실된다. 술과 담배는 골다공증을 더 빠르게 유발시킨다. 콜라와 탄산음료도 골다공증의 원인이 된다. 출산을 하지 않은 경우에도 골다공증에 걸릴 확률이 높아진다. 우울증이 있는 경우도 골다공증이 걸릴 확률이 높아진다. 저체중이나 고도비만의 경우도 골다공증의 원인이 된다.

여성은 나이를 먹으면서 운동량이 부족해 근육이 지방으로 바뀐다. 그래서 운동한 여성이 더 활동적으로 건강하게 살아간다. 칼슘 섭취는 뼈를 강화시켜 주는데 마그네슘과 비타민D, 비타민C, 미네랄도 뼈를 강화시켜주는 성분이므로 섭취를 늘린다.

6. 머리카락이 가늘어지고 탈모가 된다

폐경기 여성들 중 1/3이 머리카락이 가늘어지고 탈모가 된다. 20대와 30대의 젊은 여성들 중에도 영양요법을 하지 않고 무리하게 굶으면서 다이어트를 한 결과로 탈모가 되고 머리카락이 가늘어지며 여드름이 나거나 피부가 거칠게 된다.

머리카락은 단백질, 비타민, 미네랄 영양제를 복용하고 검정콩과 두부, 채소를 섭취하면 탄력을 찾게 되고 피부 트러블이 개선된다. 폐경기 여성들의 체지방을 줄이는 것이 머리카락과 피부의 건강을 찾는데 큰 도움이 된다. 피부 아래에 있는 진피 조직의 성분인 콜라겐과 머리카락을 구성하는 케라틴 성분의 생성이 둔화되어 피부와 머리카락의 노화가 진행된다.

7. 심장질환에 걸릴 확률이 높다

폐경 이후의 여성을 죽음으로 가게 하는 주요 원인이다. 55세 이후 여성에게 여성호르몬인 에스트로겐이 부족하면 심장질환에 걸릴 확률이 높다. 체중을 줄이는 운동은 근육 속의 지방을 감소시켜 심장질환에 효과가 있다.

지방이 많은 근육보다는 지방이 적은 근육이 대사를 활발하게 해서 과도한 체지방을 쉽게 태워주기 때문에 심장질환을 예방한다. 운동을 하는 여성들은 운동을 하지 않는 여성들보다 심장질환에 걸리지 않고 더 오래 산다.

8. 우울증이 증가한다

폐경기 여성들의 큰 스트레스는 폐경 그 자체와 그 외의 가족이나 다른 문제들로 인한 경우도 많다. 저체중인 경우는 우울증이 더 심해진다. 영양의 균형을 맞추는 올바른 식습관과 운동이 우울증에 놀라운 효과를 나타낸다.
많은 항우울제가 체중 증가를 유발한다. 항우울제 복용으로 보통 몇 년에 걸쳐 2~7kg 정도까지 체중이 조금씩 늘어난다.
하루 동안 크게 많이 웃어서 긍정적인 성격이 되도록 노력해 슬프고 외로운 마음을 바꾸면 우울증 치료에 큰 도움이 된다.
우리 몸에서 보내는 신호에 귀를 기울이면 우리의 육체와 감정과 영혼까지 치유하게 된다. 건강은 우리 자신의 몸과 정신을 조화롭게 하는 일이다. 그런데 대부분의 여성들은 자기 자신보다는 다른 사람들의 욕구를 먼저 채워주며 사는 경우가 많다.
진정한 건강을 유지하려면 자신의 삶에서 자신의 정신을 먼저 찾고 자기의 삶에서 근본적인 변화를 해야 한다. 우리 몸을 치유하고 우리 자신의 내면을 깊이 이해하도록 노력해야 한다.

9. 기억력이 감퇴한다

여성들 중 많은 수가 폐경 전에 흐릿한 사고력과 판단력을 보여준다. 기억력이 많이 저하되어 그로 인하여 치매를 걱정하게도 한다. 여성 호르몬인 에스트로겐의 수치가 높은 여성이 치매 발생률이 낮다. 건강한 육체와 인생에서의 만족감과 활동적인 취미생활은 기억력과 뇌의 활동을 정상적으로 오랫동안 유지하게 한다. 그래서 어떤 방식으로 살아가느냐에 따라 폐경기 이후에도 기억력을 유지할 수 있다.

호르몬이 뇌의 기능에 영향을 미치지만 뇌의 기능과 기억력에는 정신적인 부분도 많이 차지한다. 나이가 들면 기억력이 떨어지고 인격이 변하게 된다는 고정관념을 버리고 지혜로운 삶을 살도록 최선을 다해 노력해서 뇌의 건강함을 유지한다. 자신의 몸을 존중하고 자신의 아름다움을 느끼고 미래의 새로운 인생을 탄생시켜야 한다.

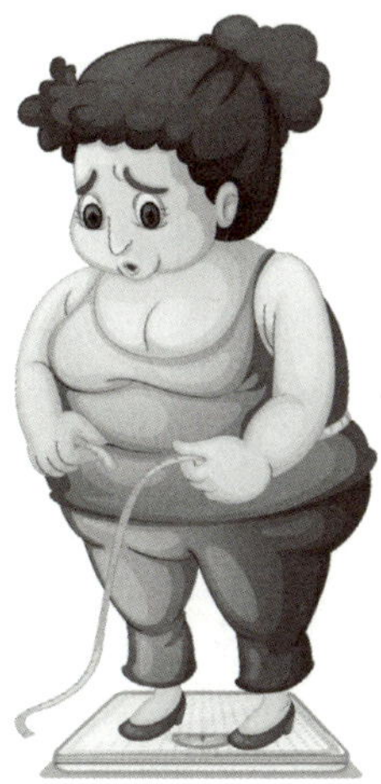

2장 남성 갱년기 증상

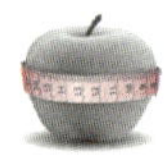

남성의 갱년기는 여성의 갱년기에 비해 더 서서히 나타나므로 여성보다는 심각함을 덜 느낀다, 얼굴에 열이 나고 식은땀이 나는 증세는 거의 없다. 그러나 기운이 저하되는 것을 스스로 느끼고 전립선 기능이 저하되는 것은 많은 남성들에게 큰 불편을 준다.

1. 성기능이 저하된다.

몸 속의 피가 부족하고 근육이 무력해져 성욕이 줄어들게 되며 발기력이 감퇴하고 부부관계에서 지속시간이 짧아져서 남성으로서 자신감은 물론이고 일상생활에도 자신감이 없어진다.

2. 전립선 기능이 저하된다.

소변을 자주 보게 되며 소변 줄기가 약해지며 야뇨증과 잔뇨감이 생긴다. 소변을 참기 힘들어서 옷을 적시거나 밤에 화장실 오가느라 숙면을 이루지 못하여 칼로리를 소모시키지 못해서 다이어트에 지장이 많으며 하루 종일 피곤하고 심하면 소변이 개운하게 나오지 않아서 답답해진다.

3. 허리가 굵어지고 뱃살이 찐다.

평소와 식사량이 같아도 지방대사가 저하되어 뱃살이 찌며 허리가 굵어지고 몸이 무거워 진다. 숙변이 쌓여 배에 가스가 차고 변비가 생기고 신경이 예민해진다.

4. 근력과 지구력이 감소한다.

근육과 관절이 약해져서 어깨통증과 허리통증이 생기고 운동 후에 근육의 피로감이 있고 등산 후 내려올 때 무릎통증이 심해진다. 지구력이 감소하여 집중해서 일 하기가 힘들다.

5. 무기력해지고 우울증이 생긴다.

간 기능이 약해져 쉽게 피곤하고 어지러우며 집중력이 저하된다. 육고기와 밀가루 음식을 먹으면 소화가 잘 안된다. 대인기피증과 불안과 초조함으로 우울증이 생긴다. 불면증으로 숙면을 취하지 못해 무기력해진다. 아침에 일어나는 것이 힘들고 피로가 쌓이게 된다.

6. 머리카락이 빠진다.

간과 콩팥 기능이 약해져서 피가 부족하고 모근에 힘이 없어 머리카락이 쉽게 빠지고 피부에 검버섯이 생기고 피부의 탄력이 감소된다.

7. 심장질환이 증가한다.

가슴 두근거림과 가슴이 답답한 증상이 나타난다. 심장이 바늘로 찌르는 것과 같은 통증이 느껴진다. 과격한 운동 후에 심장 근육에 무리가 되는 경우가 생겨 불안해진다.

※ 남성과 여성 모두에게 호르몬이 감소하면 갱년기 증상이 나타난다. 갱년기 증상을 치료하려면 호르몬을 증가시켜야 한다. 호르몬을 증가시키는 방법은 우리 몸의 근육과 관절, 뼈, 피부, 눈, 치아, 모발(머리카락), 방광, 내장, 손톱, 발톱의 주된 구성 성분인 콜라

겐을 복용하는 것이다.

어류의 비늘에서 추출한 어린 콜라겐은 인체에 필요란 19종류의 천연 아미노산이 잘 조성되어 있다. 어린 콜라겐은 효소분해로 저분자화해서 체내 흡수율이 최고로 높다. 동물성 콜라겐은 분자량이 커서 체내 흡수가 어렵고 사람의 체온에서 용해되기 어렵다.

25세 이상이 되면 콜라겐 생성이 둔화되기 시작해 35세가 되면 골밀도가 감소하며 45세 이상이 되면 호르몬 감소로 인해 콜라겐 생성이 많이 둔화되어 시력이 약해지고 잇몸이 약해지며 머리카락이 가늘어지고 탈모가 된다. 피가 부족해지며 내장 운동 능력이 감소하여 육고기 등을 먹었을 때 소화력이 약해져 소화불량이나 트림, 미식거림 증세가 나타난다.

뼈와 관절과 근육이 약해져서 근육통과 관절통이 생기며 골다공증이 생긴다. 피부가 탄력을 잃으며 기미, 주근깨 등이 생기고 피부가 쳐진다. 방광근육이 약해져 방광염이나 요실금이 생긴다. 손톱과 발톱이 약해져 부서지거나 피가 부족해 손톱에 핏기가 없어 흰색을 띠고 손톱에 갈색이나 검정색 줄이 생기고 심하면 손톱이 두꺼워진다.

호르몬을 증가시키는 콜라겐을 복용하면

1. 복부지방이 감소한다.
2. 근육량이 증가한다.
3. 다이어트를 할 때 근육의 손실을 방지한다.

4. 골다공증을 예방하고 치료한다.
5. 성기능이 개선된다.
6. 전립선 기능이 좋아진다.
7. 심장병을 예방하고 개선한다.
8. 피부 탄력이 증가한다.
9. 피부미백이 된다.
10. 시력이 좋아진다.
11. 잇몸이 좋아진다.
12. 머리카락이 두꺼워진다.
13. 피가 많이 만들어진다.
14. 위장 기능이 좋아진다.
15. 두뇌가 맑아진다.
16. 면역력이 강화된다.
17. 집중력과 지구력이 강화된다.

다이어트를 할 때 음식량을 줄이면 뇌에 공급되는 당분이 부족해 배고픔을 느낀다. 이때 계속 음식을 먹지 않으면 몸 속에 있는 단백질을 이용해 당분을 만들어 뇌에 공급하게 되므로 근육이 손실된다.

근육의 원료인 콜라겐으로 다이어트에 성공하게 되면

1. 혈당이 내려간다.

2. 고혈압이 좋아진다.
3. 고지혈증이 없어진다.
4. 부종이 개선된다.
5. 통증이 치료된다.
6. 몸이 따뜻해진다.
7. 잠을 잘 잔다.
8. 피부가 맑아지고 미백이 되며 탄력있게 되어 젊어진다.
9. 기운이 나고 활력이 넘친다.
10. 피가 만들어져 빈혈이 좋아진다.
11. 허벅지 등의 하체근육이 강화된다.
12. 다이어트 중의 어지러운 증상과 손떨림, 쥐가 나는 증상이 좋아진다.
13. 다이어트 후의 식욕조절이 잘 되며 그 전에 먹던 고기와 설탕의 양이 자연스럽게 줄어들고 채소 섭취량이 늘어난다.
14. 만성피로증후군이 좋아진다.

3장 변비와 효소

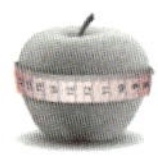

1. 변비

변비는 만병의 원인이다. 특히 비만의 중요한 원인이 된다. 우리 몸의 노폐물 약70%는 장에 있다. 우리가 섭취하는 음식량의 70% 정도가 탄수화물이다. 이 탄수화물이 복부비만의 원인이 되고 장의 노폐물이 된다.

아랫배가 나온 모든 사람들은 장에 노폐물이 쌓여 숙변이 되므로 숙변을 배출해야 한다. 숙변이 쏟아져 나와야 제대로 소화가 된다. 날씬해 보여도 내장비만이 문제이다. 여성은 허리둘레 31인치 이상, 남성은 허리둘레 35인치 이상이 모두 비만이다.

변비의 원인

1. 피가 부족하다.
2. 장의 근육이 무력하다.
3. 배가 차다.
4. 배가 뜨겁다.
5. 효소가 부족하다.

변비를 개선하려면

1. 하루에 충분한 수분을 섭취한다. 특히 아침 공복에 몸이 찬 체질은 따뜻한 물을 많이 마시고, 몸에 열이 많은 체질은 장을 시원하게 하는 결명자를 끓인 물을 최대한 많이 마신다. 간에 좋은 결명자 물을 마시면 변비도 좋아지고 시력도 좋아진다.
2. 식이섬유가 많이 함유된 식품을 충분히 섭취한다. 식이섬유는 수분을 많이 함유하고 있어 변을 부드럽게 만들어 배변이 잘 되게 한다.
3. 운동을 하여 장의 근육을 강하게 한다.
4. 몸이 찬 체질은 장을 따뜻하게 하며 체질개선을 하고 운동을 해야 한다.
5. 몸에 열이 많은 체질은 장의 열을 내리는 체질개선을 하고 동을 해야 한다.
6. 효소를 복용하여 내장기능을 활발하게 한다.
7. 유산균을 복용하여 장에 좋은 유익균을 늘린다.

2. 효소

효소의 본체는 단백질이다. 단백질은 근육과 호르몬의 원료가 된다. 그러므로 효소가 부족해지는 40대, 50대가 되면 20대 만큼 칼로리를 연소하지 못한다. 그래서 변비가 되고 변비는 비만으로 이어진다. 효소 부족증은 결국 노화의 큰 원인으로 작용한다.

효소의 작용은 다양하다. 먹거리를 소화하기 위해 쓰이는 효소, 면역력으로서 질병을 이겨내는데 쓰이는 효소, 숨 한번 쉴 때마다 체내에서 생겨나는 여분의 활성산소를 제거시키는 효소, 보고 듣고 말하는데 쓰이는 효소 등등....

체내 효소를 일찍 바닥나게 하느냐, 또는 그것을 아껴서 사용하느냐에 따라서 장수와 건강은 크게 달라진다. 식물효소의 이용이 증가되면 잠재효소의 감소를 막을 수 있다.

효소는 여러 가지 기능을 수행한다. 암을 예방하는 항산화 효능, 섭취한 음식물이 위와 장에 머무는 시간이 짧아지도록 내장 운동을 활발하게 하는 효능, 변비 개선과 숙변 배출, 면역력 강화, 자연치유력 증진, 혈액 순환 개선, 콜레스테롤 감소 등 이런 우리 몸을 최적의 상태로 만들어 주는 다양한 좋은 일을 한다.

노화가 되고 피가 부족해져 몸이 차가워지면 배가 더 차가워져 대사가 안 되고 소화기능이 약해져 뱃살이 쉽게 찐다. 이런 경우에 냉수나 얼음물, 찬 청량음료, 찬 주스를 계속 마시면 배가 더 차가워지고 장에 좋은 유익균이 감소하고 장에 안 좋은 유해균이 증식하게 된다.

그러면 변비가 되거나 변비와 설사가 동시에 나타나는 등 장에 문제가 생겨서 장의 노폐물이 배출되지 못해 숙변이 쌓이게 된다. 이 숙변은 장을 불쾌하게 하며 머리가 맑지 못해 머리를 무겁게 하고 두통 증세까지 나타나게 한다. 변비약을 장기적으로 복용하면 장의 자연스런 배변 기능을 저하시켜 만성변비의 원인이 된다.

3. 식이섬유가 많이 함유된 식품

해조류 미역, 다시마, 김, 파래

콩 류 검정콩, 대두, 녹두, 완두콩

견과류 땅콩, 호두, 잣, 아몬드

곡 류 보리, 현미, 감자, 고구마, 귀리

과일류 사과, 배, 귤, 딸기, 수박, 복숭아

양배추는 식이섬유가 많아 매일 먹으면 변비를 개선하고 궤양성 속쓰림과 역류성 식도염의 치료에도 좋다.

4. 숙변을 꼭 제거해야 하는 사람

1. 고기를 먹고 소화가 잘 안될 때
2. 뱃살이 많이 찔 때
3. 변비약을 장기로 복용할 때
4. 피부가 안 좋을 때
5. 머리가 맑지 않을 때
6. 몸이 무거울 때
7. 밀가루 음식을 많이 먹을 때

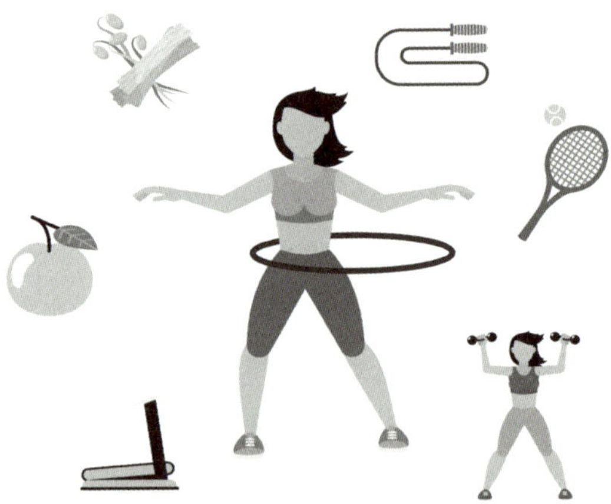

4장 부종과 대사

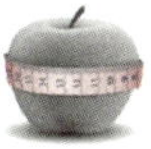

1. 부종

부종은 몸이 붓는 상태를 말한다. 우리 몸의 세포와 세포사이에 수분이 비정상적으로 쌓인 상태를 말한다. 몸 전체가 다 붓는 경우는 전신 부종이라 하고 어느 특정 부위만 붓는 경우는 국소 부종이라고 하는데 주로 얼굴이나 눈, 손가락이 많이 붓는다.

우리 몸은 수분이 70%를 차지하고 있다. 그중 2/3는 세포 안에 있고, 나머지 1/3은 세포 밖에 있다. 세포 밖 수분의 25%는 혈액 속에 있고 나머지 75%는 세포와 세포 사이에 간질액으로 존재한다. 혈액과 간질 사이에는 수분이 이동할 수 있다. 혈액 내의 압력이 높거나, 혈액 내의 삼투압이 떨어져 있을 때, 혈액 속의 수분이 세포와 세포 사이의 간질로 이동하여 부종이 생긴다.

2. 부종의 원인

1. 심장질환
2. 콩팥 질환
3. 간경화증
4. 갑상선 기능 저하증
5. 정맥류
6. 오랜 시간 서 있을 때
7. 오랜 시간 운동을 했을 때
8. 신진대사 저하증
9. 체력저하
10. 항우울제, 스테로이드제, 에스트로겐, 프로게스테론 등의 약물 복용

심장질환 중 울혈성 심부전은 심장의 피를 짜내는 힘이 부족해 혈류량이 감소하게 되고, 혈관 속으로 수분이 재 흡수되어 부종이 생긴다. 콩팥 질환이 있을 때는 혈중 알부민 농도가 감소하여 부종이 생긴다.

간경화증이 있을 때는 간문맥의 고혈압이 생기고 삼투압이 약해져 수분이 간질로 빠져나가게 되어 다리 부종과 종아리 부종이 일어난

다. 간경화증 환자는 전신 부종과 함께 복수가 잘 생길 수 있다. 갑상선 기능 저하증이 있을 때는 얼굴 부종과 다리부종, 눈 부종이 생길 수 있다. 면역력이 저하되고 장기의 기능이 떨어지면 몸의 순환이 안 되고 신진대사가 원활하지 않아서 부종이 심해지고 피부에 트러블이 자주 생긴다.

만성 부종은 결국 비만이 된다. 다리 부종이나 얼굴 부종등이 나타날 때 보통 병원에서는 이뇨제를 처방한다. 그런데 이뇨제를 장기적으로 복용하게 되면 콩팥이 자연스럽게 해주어야 할 이뇨 작용을 이뇨제가 하게 되므로 콩팥 기능은 더 약해지고 이뇨제는 근본적인 부종의 치료제가 아니다.

3. 부종 개선 방법

❶ 콩팥 기능이 강화되는 콜라겐 앰플을 복용하면 부종이 개선된다.

❷ 칼륨이 많이 들어 있는 채소를 충분히 섭취해 염분을 소변으로 배출시켜 부종을 개선한다. 오이와 감자, 고구마, 검정콩, 녹두, 사과, 키위, 콜라비에 칼륨이 많이 들어있다.

❸ 매주 3회 1시간 이상 규칙적인 걷기 운동을 하여 신진대사가 원활하게 한다.

❹ 매일 저녁 30분 이상 스트레칭을 하여 림프 순환을 돕는다.

❺ 1주일에 3번씩 반신욕을 한다. 반신욕을 하면 혈액 순환이 촉진

되어 몸 속의 독소와 노폐물이 배출된다. 반신욕을 할 때 하체는 따뜻하게 하고 상체와 머리는 시원하게 해야 효과적이다. 고혈압이 있으면 삼가야 하고 30분 이상이 되면 몸에 무리가 될 수 있으므로 시간 조절을 잘 해야 한다. 반신욕을 하기 전에 따뜻한 물을 1컵 마시고 반신욕을 하면 노폐물 배출이 잘 된다. 반신욕은 부종을 개선하고 탄력 있는 피부로 만들어준다.

6. 수분이 배출되지 않아서 생기는 부종이지만 적당한 수분 섭취는 필요하다. 이뇨작용이 되고 속을 편하게 하는 따뜻한 차를 마시는 것도 좋다. 소량씩 자주 마시면 좋다.
7. 학교 운동장이나 평지를 걷는 것 보다 매일 등산을 하는 것이 효과가 크다.

4. 저녁에 라면을 먹고 자면 얼굴이 붓는 이유

콩팥 기능이 나쁜 사람은 라면 속의 나트륨(염분) 때문에 얼굴이 붓는다. 콩팥이 나쁜 사람은 라면만 붓는 것이 아니고 물을 많이 마셔도 붓고 나트륨이 많은 짠 음식을 잠자기 전에 먹으면 붓는다.

콩팥이 건강한 사람은 저녁에 라면을 먹고 자도 얼굴이 붓지 않는다. 건강한 사람들은 자면서도 신진대사가 활발하게 되어 수분이 정체되지 않고 소변으로 빠져 나가 얼굴이 붓지 않는다.

얼굴이 붓는 것은 콩팥 기능이 약하기 때문이다. 똑같이 저녁에 라면을 먹어도 남성보다 여성들이 더 잘 붓는다. 이것은 여성이 남성보다 피가 부족하고 콩팥이 더 차기 때문이다.

저녁에 라면을 먹고 붓는 것을 줄이기 위해서는 라면을 끓일 때 감자를 썰어 넣으면 감자에 많이 들어있는 칼륨이 나트륨 배출을 도와 부종이 덜하게 한다. 라면을 먹고 난 뒤 오이를 먹으면 오이 속에 많이 들어있는 칼륨이 나트륨 배출을 도와 부종이 덜하게 한다.

뇌와 귀, 목, 방광, 허리, 발바닥이 콩팥 경락이므로 아침에 일어나서 부종이 심한 사람은 걷기 운동을 매일 30분 이상 하게 되면 콩팥 기능이 강화되어 부종도 개선되고 허리통증도 좋아지면서 두뇌도 맑아진다.

생리가 시작되기 전에 심하게 붓는 여성들이 있다. 생리가 시작되기 전과 생리중에 나타나는 증상, 생리가 끝난 뒤에 나타나는 모든 증상의 가장 큰 원인은 피가 부족한 것이다. 이런 경우 피를 만들어 주는 영양제를 반드시 복용해야 한다.

영양이 부족한 여성들은 생리가 시작되기 전에 평소보다 더 많이 먹게 된다. 이것도 피가 부족한 것이 원인이다. 영양제를 복용하여 충분한 영양이 공급되면 생리 전에 심하게 붓거나 갑작스럽게 더 많은 음식을 먹게 되는 일은 없어진다. 생리가 시작되기 전에 심하게 붓는 여성은 생리가 시작될 무렵에는 염분 섭취를 최대한 줄여 부종을 예방해야 한다.

5. 해독

우리 몸 속의 독소는 간에서 해독 작용을 한다. 해독이 잘 되게 하려면 간 기능을 강화해야 한다. 술을 많이 마시고 과식을 하면 간의 해독기능이 저하되어 독이 쌓인다. 다이어트의 목적은 몸에 쌓여 있는 지방을 태우고 장의 독소를 배출하는 것이다.

방부제가 많이 들어있는 식품과 인공색소, 향료, 정제설탕, 정제된 곡류를 섭취하면 간과 콩팥, 소장, 대장 등 몸 속에 독소가 축적되어 체중이 증가하고 병으로 나타나게 된다. 흰 밀가루 음식이나 기름진 음식들은 몸 속에 독으로 쌓인다.

탄산음료는 역류성 식도염의 원인이 된다. 탄산음료 속에 들어있는 카페인의 이뇨작용으로 수분이 빠져나가 목이 마르게 된다. 목이 마르게 되면 더 많은 탄산음료를 찾게 되고 이때 계속해서 마시는 음료가 갈증을 유발해 중독성이 된다.

탄산음료 대신 물을 마신다. 사우나와 찜질방에서 마시는 음료, 초콜릿, 아이스크림 등은 모두 수분을 빼앗아 간다. 변비약과 이뇨제는 근본적인 원인치료가 되지 않으면서 수분을 빼앗아 가기 때문에 장과 콩팥 기능이 더 약해진다.

건강한 다이어트를 위해서는 식습관을 바꿔야한다. 먼저 밖에서 사 먹는 음료부터 끊는다. 100% 과일 주스라는 음료는 펄펄 끓여 만들어 과일의 영양분이 적다. 햄, 소시지 등의 가공육에 들어있는 방부제와 발색제는 발암성이 있다. 과거에는 영양 부족으로 병이 생겼는데 현대인들은 영양과잉으로 인한 독소로 병이 생긴다.

거의 모든 병의 원인은 지방 때문이고 대부분의 지방은 몸에 좋지 않다. 특히 심장에 좋지 않다. 올리브 오일도 일부는 포화지방인데 포화지방은 동맥혈관을 막아서 혈관에 문제가 생기므로 올리브 오일도 너무 많이 먹는 것은 주의해야 한다.

현대인은 탄수화물 중독이다. 매일 먹는 밥과 빵, 면, 과자, 인스턴트 식품, 가공식품의 탄수화물이 혈당치를 높여 요즘에는 젊은 사람들도 당뇨병이 많다. 유제품을 끊으면 몸이 가벼워지고 체중도 감소하며 몸의 느낌도 좋아진다.

유제품은 생리통, 여드름, 알레르기 질환, 질염, 자궁근종을 발생시키는 원인이 된다. 유제품을 생산할 때 성장호르몬이나 항생제를 사용하는 경우가 있기 때문이다. 유제품은 간을 뜨겁게 하여 간 기능을 저하시켜서 간의 해독 기능을 약하게 한다. 실제로 유제품을 끊고 염증과 피부질환이 치료되는 경우가 많다.

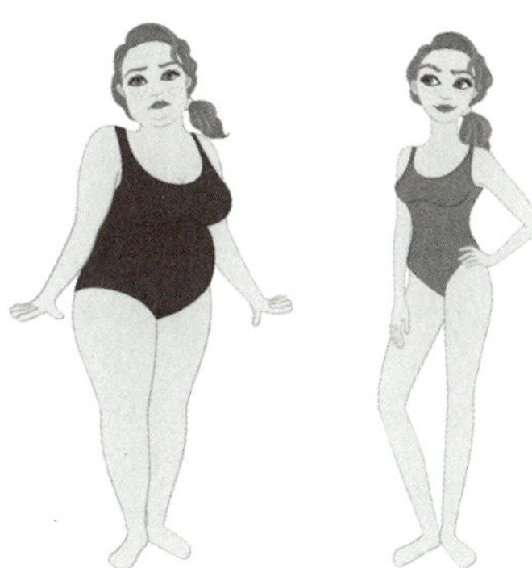

6. 대사

우리 몸은 몸 속의 단백질을 이용해서 포도당을 만들어 낸다. 힘이 들면 포도당이 더 늘어난다. 에너지로 쓰고 남은 포도당은 복부에 집중적으로 지방으로 저장된다. 그래서 장에 숙변이 쌓이면서 뱃살이 찌고 비만이 된다. 그런데 지방을 쌓아두고 태우지 못하는 이유는 무엇일까? 몸 속의 대사 작용이 부족한 것이 원인이다.

대사가 안 되는 것은

1. 체온이 낮아 기초대사량이 저하된 것이다. 겨울에 살이 찌는 사람은 추위를 타는 체질로 에너지를 만들어내는 효소의 활동이 부족해 기운이 생기지 않는다. 운동을 하면 체온이 올라가는데 운동을 할 기력이 없는 경우가 많다. 뚱뚱한 사람들은 대부분 몸이 차다. 체온이 올라갈수록 더 많은 지방을 태운다. 체온을 올려 살이 잘 빠지는 몸으로 만든다.
2. 45세 이상의 호르몬 감소로 인한 갱년기 증세가 있는 여성은 피가 부족해지고 근육이 약해져 대사가 안 된다. 평소에는 보통 체중의 여성도 갱년기 전후로 체중이 5kg 정도 증가한 경우가 많다.
3. 영양이 부족하면 대사가 안 된다. 젊은 사람들이 바쁜 생활로 아침식사를 하지않고 폭식을 하거나 영양이 부족한 인스턴트 식품으로 식사를 대신 할 때 대사가 안 되고 노폐물이 쌓여 숙변이 생

기고 부종이 생기며 몸이 무거워진다.

7. 포만감

다이어트가 실패하지 않기 위해서는 포만감이 중요하다. 배가 고프지 않을 때는 먹지 않아도 된다. 배에서 꼬르륵 소리가 나는 것이 정상이다. 배가 고플 때 먹고 포만감을 느끼면 숟가락을 놓는다. 천천히 먹으면서 만족감을 얻는다. 포만감을 느낀 후에도 계속 먹으면 위장병이 생기고 피부가 칙칙해지고 잡티가 생긴다.

과일 주스는 당도가 높고 과일보다 식이섬유가 적으며 과일을 통째로 먹는 것보다 포만감이 적다. 포만감을 오래 유지하려면 단백질을 섭취해야 한다. 콩과 두부, 견과류 등의 저지방 단백질을 섭취한다. 두부 100g은 85kcal 밖에 안 되는데 단백질과 칼슘이 많고 소화흡수가 잘된다.

달걀을 하루에 1개 섭취해서 포만감을 유지한다. 삶은 달걀 1개는 80kcal 밖에 안 되고 달걀 후라이 1개는 100kcal 밖에 안 된다. 콩은 완전식품이고 50g이 203kcal이므로 우유 대신 두유를 마시고 칼로리가 높은 밥을 줄인다. 검정콩으로 단백질과 식이섬유, 칼륨, 칼슘, 철분, 비타민, 미네랄의 영양을 섭취한다. 칼로리가 낮고 영양가 있는 미역국과 두부된장국으로 포만감을 유지한다.

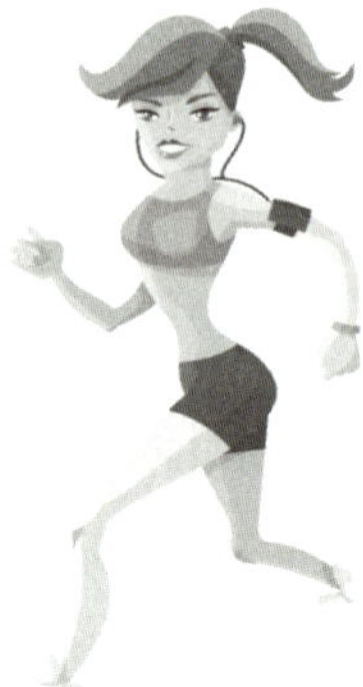

8. 운동

다이어트를 할 때 근육량이 많아야 요요가 오지 않는다. 여성은 남성에 비해 근육량이 적기 때문에 다이어트 중에 근육량이 줄어들지 않게 주의해야 한다. 나이가 들어 체중은 같은데 허리 사이즈가 늘어나는 것은 근육량이 줄어들고 지방이 늘어난 것이 원인이다.

요가나 필라테스는 몸매를 만들어 주는 운동이고 살빼기는 어렵다. 운동을 할 때 숨이 차는 것은 심장과 폐가 운동을 하게 되어 심폐기능이 강화되는 것이므로 칼로리 소모가 되어 다이어트가 되면서 좋은 체력이 되는 것이다.

다이어트를 위한 운동은 강도를 높여야 효과적이다. 그러나 강도가 높은 운동을 한 후 음식을 많이 섭취하면 다이어트 효과가 감소하므로 식욕을 조절할 수 있을 정도로 운동을 조절해야 한다. 운동은 나 자신을 위한 소중한 투자이다.

특히 여성들은 집안일과 육아 때문에 운동을 하지 못하는 경우가 많다. 모든 일을 끝내고 운동한다고 생각하면 운동할 시간이 없다. 운동할 시간을 미리 만들어야한다. 체중을 줄여 심장병을 예방하기 위해 운동해야 한다.

지방을 태우려면 빨리 걸어야 한다. 배의 근육이 내장지방을 연소시킨다. 운동으로 배의 근육을 단련시키면 대사가 잘 되어 내장 지방이 잘 태워져 몸매가 좋아진다. 운동은 여성호르몬인 에스트로겐 농도를 감소시켜 유방암을 예방해준다. 운동을 하는 여성은 자궁암 발생이 감소한다.

운동의 좋은 점

1. 평균 수명이 높아진다.
2. 당뇨병을 예방한다.
3. 심장병을 예방한다.
4. 고혈압을 예방한다.
5. 고지혈증을 예방한다.
6. 유방암 발병률이 감소한다.
7. 면역기능이 강화되어 암 발병률이 감소한다.
8. 골밀도가 높아져 골절의 위험이 감소한다.
9. 변비, 치질, 정맥류를 예방한다.

⑩ 불면증이 개선된다.

⑪ 우울증이 좋아진다.

⑫ 기억력이 좋아진다.

⑬ 자신감이 생긴다.

⑭ 피부가 맑아진다.

⑮ 기운이 나고 활력이 넘친다.

운동을 하면 심혈관계와 폐는 근육에 혈액과 산소를 잘 보내준다. 그러면 근육은 더 강해지며 단단하게 수축되어 더 많은 활동을 할 수 있게 된다. 관절을 싸고 있는 힘줄이 강해지면서 관절의 부상도 줄어들게 된다. 규칙적으로 운동한 후 8~10주가 지나면 체력이 좋아지는 것을 알게 된다.

운동을 하면 근육에 공급되는 혈액이 많아져 근육이 쉽게 피로를 느끼지 않게 된다. 운동을 하면 폐로 유입되고 분출되는 공기의 양이 증가되어 운동 중 호흡 증가가 무리 없이 이루어지게 된다.

운동을 하면 골밀도가 높아진다. 운동을 하면 관절의 유연성을 증가시켜 뼈에 이어진 연골이 더 두꺼워지고 인대와 힘줄이 뼈에 더 강하게 붙어 있게 된다.

5장 다이어트 식이요법

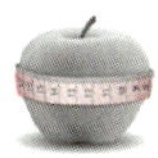

1. 다이어트 실천법

❶ 30번 이상 천천히 씹고 30분 이상 식사시간을 갖는다. 그렇게 식사를 하면 포만감이 느껴지고 대사가 잘 되어 혈당치가 오르지 않는다. 식사를 빨리 하면 포만감을 느끼지 못해 더 많이 먹게 된다.

❷ 과일도 살이 찐다. 탄수화물 덩어리인 과일을 많이 먹으면 에너지로 쓰고 남은 탄수화물은 지방으로 저장되어 비만의 원인이 된다.

❸ 설탕이 들어간 과자, 청량음료, 케이크는 비만의 원인이 된다.

❹ 배가 고프지 않으면 먹지 않아도 된다. 다이어트를 하려면 밤에 먹지 않아야 하는데, 처음에는 밤에 먹지 않고 자면 속이 쓰리기도 한다. 그러나 시간이 지나면 위장이 더 편해지고 속이 쓰린 증

세도 없어진다.

5. 잠이 부족하면 살이 찐다. 숙면을 하는 동안에도 지방대사가 되므로 살이 빠진다. 살을 빼기 위해서 여성은 6시간 이상, 남성은 7시간 이상 충분히 잠을 자야 된다.
6. 식사 전후에 물을 적게 마신다. 밥, 과일, 채소 등 음식에 수분이 많이 들어 있다. 식사 전후에 물을 많이 마시면 위장에 있는 소화액이 희석되어 소화기능이 약해지므로 위장이 약해지고 변비가 생겨 뱃살이 찐다.
7. 채소는 주스로 먹는 것보다 꼭꼭 씹어 먹어야 식이섬유의 흡수가 잘 되어 천천히 소화되고 혈당을 올리지 않아서 좋다. 갈아서 주스로 마시면 혈당이 올라간다. 특히 당뇨병 환자는 음식을 갈아서 먹지 않아야 한다. 혈당이 올라가면 간이 포도당을 지방으로 저장한다.
8. 위장을 비워주는 공복 상태를 만들어주면 위장의 크기가 줄어들고 음식을 적게 먹게 되어 음식에서 나오는 독소가 줄어들게 된다. 위장의 크기를 줄이기 위해 식사량을 줄여 위장의 70%만 채운다.
9. 음식이 짜면 음식을 더 많이 먹게 되고 짠 염분은 혈압을 상승시키므로 싱겁게 먹는다.
10. 다이어트를 집중적으로 할 때는 저녁 식사 약속을 최소로 한다.
11. 술과 안주는 칼로리가 높아 다이어트에 방해가 되므로 다이어트 기간에는 끊는다.

⑫ 스트레스를 받으면 살찌는 호르몬이 나오고 간이 뜨거워져서 식욕이 항진되므로 스트레스를 받지 않도록 한다.

⑬ 다이어트에 성공하려는 의지를 계속 유지하기 힘들기 때문에 강하게, 짧은 시간에 목표를 달성하는 계획을 세워 반드시 실천하면 성공한다.

⑭ 화학조미료와 냉동식품은 무조건 끊는다.

⑮ 흰 쌀밥과 흰 설탕은 당뇨병의 원인이 되고 살이 찌게 되므로 피한다.

⑯ 운동은 대사 강화를 위해 강도를 높이는 것이 좋다.

⑰ 내장에 낀 지방을 줄이려면 칼로리가 적고 식이섬유가 많은 채소를 섭취한다.

⑱ 가공하지 않은 자연식품을 먹는다.

⑲ 몸 속에 쌓인 지방을 태우는 지방분해 주사나 지방 흡입술로 줄일 수 있는 지방은 3kg 이하로 아주 적다. 지방흡입 수술을 해도 시간이 지나면 다시 지방으로 채워진다. 미리 지방이 쌓이지 않게 평소에 운동을 하고 칼로리가 적은 음식으로 식생활을 개선한다.

⑳ 최고의 성형은 다이어트다. 1치수 작은 옷을 눈에 잘 보이는 곳에 걸어두고 매일 아침마다 보면서 다이어트에 성공하여 걸려있는 이 옷을 입는 꿈을 꾼다.

2. 1일 1식

하루에 보통 식사량으로 단백질과 칼슘, 철분, 비타민, 미네랄이 풍부한 식품을 점심 식사만 1회 하고 아침과 저녁은 밥을 먹지 않는다.

1일 1식이 가장 빠른 다이어트 방법이다.

밥을 먹지 않는 아침과 저녁은 호르몬과 근육과 피부에 좋고 골다공증을 예방하는 콜라겐 앰플을 복용한다. 콜라겐 앰플은 체내 흡수율이 아주 높고 근육과 두뇌와 피부에 필요한 영양 성분으로 충분하다. 그러므로 다이어트로 인한 근육의 손실과 어지러운 증세와 손 떨림 등이 나타나지 않는다.

더욱 중요한 것은 피부미백과 피부 탄력이 좋아지는 것이다. 콜라겐 앰플 복용으로 포만감이 부족하다고 느끼면 칼로리가 적은 오이, 당근, 방울토마토, 배추, 양배추, 콜라비를 씹어서 섭취한다.

1일 1식 총 500kcal 식단표

구분		단백질·탄수화물	칼슘·철분	비타민·미네랄
타입 1	500 kcal	두부 반모(170g) 150kcal	감자(150g) 114kcal 호두(25g) 163kcal	방울토마토(200g) 40kcal 배추김치(50g) 15kcal 오이(200g) 18kcal
타입 2	500 kcal	검정콩 잡곡밥(100g) 150kcal 두부양념조림(100g) 120kcal	북어채무침(30g) 100kcal	방울토마토(200g) 40kcal 깍두기(50g) 20kcal 시금치된장국(250g) 70kcal
타입 3	500 kcal	닭가슴살(150g) 150kcal	견과류 땅콩(40g) 230kcal	사과(125g) 75kcal 상추(100g) 30kcal 배추김치(50g) 15kcal

3. 1일 2식

아침과 점심 식사는 하고 저녁은 밥을 먹지 않는다. 이 경우는 아침과 점심 식사량을 최대한 줄인다. 밥을 먹지 않는 저녁에는 근육과 피부를 위해 콜라겐 앰플을 밥 대신 복용한다.

변비를 예방하기 위해 채소를 꼭꼭 씹어서 섭취한다. 아침과 점심 식사량은 1/2 공기 이하로 최대한 줄인다. 점심 식사는 오후 2시 안에 끝내며, 2시 이후는 물만 마시고 가능하면 음식을 자제한다. 밤에 배가 고프면 과일과 채소는 방울토마토, 브로콜리, 키위, 오이를 씹어 섭취한다.

1일 2식 하루 총 910kcal 식단표

구분		단백질·탄수화물	칼슘·철분	비타민·미네랄
하루 총 910 kcal	아침 475 kcal	검정콩 잡곡밥(100g) 150kcal 달걀말이(60g) 110kcal	콩나물 북어국(250g) 160kcal	시금치나물(50g) 40kcal 배추김치(50g) 15kcal
	점심 435 kcal	검정콩 잡곡밥(100g) 150kcal 콩자반(30g) 110kcal 조개국(250g) 70kcal	멸치볶음(20g) 50kcal	배추김치(50g) 15kcal 방울토마토(200g) 40kcal

4. 1일 3식

아침, 점심, 저녁 식사를 모두 하는데 아침:점심:저녁=3:2:1의 식사량으로 한다. 특히 저녁식사는 거의 최소의 양을 30분 동안 꼭꼭 씹어서 천천히 먹고 싱겁게 요리한 칼로리가 적은 시금치, 콩나물, 숙주나물 등으로 영양을 보충한다. 포만감을 느끼기 위해서는 미역국. 두부, 된장국이 칼로리가 적어 좋다. 1일 3식은 보통 식사량의 최소한 1/2이하의 양으로 줄여야 한다.

1일 3식 하루 총 970kcal 식단표

구분		단백질·탄수화물	칼슘·철분	비타민·미네랄
하루 총 970 kcal	아침 405 kcal	검정콩 잡곡밥(100g) 150kcal 달걀 후라이(50g) 100kcal 소고기미역국(250g) 90kcal	멸치볶음(20g) 50kcal	배추김치(50g) 15kcal
	점심 365 kcal	검정콩 잡곡밥(100g) 150kcal 김치국(250g) 60kcal	조기구이 1마리(80g) 100kcal	시금치나물(50g) 40kcal 배추김치(50g) 15kcal
	저녁 200 kcal	삶은 달걀 1개(55g) 75kcal	감자(100g) 76kcal	방울토마토(200g) 40kcal 오이(100g) 9kcal

5. 1주일 3kg 감량법

1일 1식으로 점심 식사만 하고 아침과 저녁은 밥을 먹지 않고 밥 대신 콜라겐 앰플을 복용해 1주일을 관리하면 1주일에 3kg 감량에 성공한다.

콜라겐 앰플이 밥으로 하는 식사보다 영양이 많으며 밥을 먹지 않고 다이어트를 해서 나타나는 근육 손실과 피부의 탄력저하를 예방하기 때문에 근육은 더 튼튼해지고 더 맑아지고 탄력있는 피부로 바뀐다. 다이어트를 하면서 근육통과 관절통이 치료되고 피부가 더 깨끗해지고 젊어지는 다이어트에 성공하는 것이다.

6. 2주일 5kg 감량법

1일 1식으로 1주일이 지나면 우리 몸이 1일 1식에 자연스럽게 적응한다. 1일 1식을 1주일 더 유지해서 2주일을 지속하면 장에 쌓인 독소가 빠져나가고 위장의 크기가 줄어들어 음식을 적게 먹어도 배가 고프지 않게 적응된다. 우리 뇌가 음식을 적게 먹어도 몸에 무리가 없이 몸이 가벼워진다는 것을 인식하게 된다.

1일 1식으로 2주일에 5kg을 감량하고 나면 주변에서 몰라보게 예뻐지고 젊어진 모습을 알아보고 칭찬하게 된다. 체중은 줄었는데 피부가 더 탄력 있게 보이고 활기차며 얼굴과 눈 주변의 부종이 개선되어 눈이 더 커 보여 예뻐진다.

다이어트를 할 때는 음식량을 줄이게 되므로 피부 관리에 더 신경을 써야한다. 피부의 탄력과 보습을 위해 수분크림과 아이크림, 영양크림을 충분히 바르면 피부가 맑아지고 촉촉해진다.

7. 3개월 10kg 감량법

1일 1식으로 2주가 지나면 5kg 감량에 성공하게 되어 식욕조절이 자연스럽게 된다. 다음 2주는 1일 2식으로 바꾼다. 만약 저녁에 식사 약속이 있어서 저녁식사를 약간이라도 해야 하는 경우는 저녁식사를 최소로 줄이고 그 다음날 아침식사를 하지 않는다. 아침식사를 하지 않고 아침에 일어나 공복에 변비를 예방하기 위해서 물을 많이 마신다. 1일 2식으로 2주 동안 다이어트를 잘하고 총 1개월이 지난 다음 2개월은 1일 2식과 1일 3식을 교대로 하여 우리 몸의 줄어든 위장에 맞게 최소의 식사량으로 줄이면 된다. 배가 고프지 않으면 저녁 식사는 하지 않아도 된다. 다이어트의 가장 빠른 방법은 저녁식사를 안하는 것이다.

우리 몸의 체질개선을 하는 기간이 최소 6개월이 걸린다. 다이어트를 해서 성공하고 유지하는 기간도 6개월이 걸린다. 그 6개월 중에 처음 1주가 가장 중요하며 그 다음 1주는 관리가 매우 중요하다. 총 2주에 다이어트에 성공하여 자신감을 갖게 될지, 실패하여 우울해 할 것인지는 자신이 결정하고 실천해야 한다.

누구는 의지가 강해서 성공하고 누구는 의지가 약해서 실패하는 것인가? 다이어트를 하는 이유는 살을 빼서 멋진 옷을 입는 것도 중요하지만 더 큰 목적은 근육을 강화시키고 몸 속의 노폐물을 배출시켜 관절통과 근육통을 치료하고 고혈압, 당뇨병, 심장병, 고지혈증, 뇌졸중을 예방하고 치료하며 암을 예방하는 고차원적인 목표가 있는 것이다.

그리고 다이어트에 한번 성공하면 그 방법을 알기 때문에 다이어트 이후 어쩔 수 없이 생기는 외식으로 체중이 늘어나도 다시 도전하여 성공한 그 체중으로 돌려놓을 수가 있다. 다이어트를 한마디로 표현하면 '음식 관리'라고 할 수 있으며 다이어트는 운동만으로 되는 것이 아니고 음식 조절을 해야 다이어트에 성공하게 된다.

음식의 칼로리를 연구해서 나에게 맞는 나만의 다이어트 방법을 알아내어 그대로 실천하고 꾸준하게 음식을 관리하면 다이어트에 성공하며 건강과 장수는 자연스럽게 따라온다. 우리 체형의 80% 이상은 음식이 결정한다. 운동이 체형을 결정하는 것이 아니다. 그래서 먹는 것이 운동보다 더 중요한 것이다. 지금까지 먹어온 음식이 현재 여러분의 건강상태를 그대로 보여준다.

"

3부
근육과 관절

"

1장 근육통의 원인

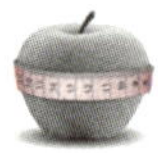

여성은 45세부터 체감으로 느끼는 갱년기라고 한다. 생리가 있거나, 폐경이 되었거나 둘다 마찬가지이다. 보통 20세 후반부터 여성호르몬이 감소하기 시작하여 35세는 골밀도가 감소하며 45세부터의 갱년기 증세로 근육과 관절이 약해져 근육통과 관절통이 생긴다.

실제로 32세에 폐경이 된 여성은 폐경 이후에 손목과 무릎이 약해져 손목 수술을 했고 이후 무릎 수술도 했다. 35세에 폐경이 된 여성은 폐경 이후 허리가 구부러지는 체형이 되었다.

근육통의 원인

1. 운동부족과 노화로 인한 근육량의 감소
2. 관절의 퇴행성으로 인대와 근육의 탄력저하
3. 폐경기 이후 여성호르몬의 변화

2장 퇴행성관절염

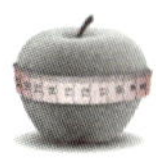

40~50%가 진행이 되어야 X선 촬영에 나타나고 그 이전에는 나타나지 않는다. 많이 쓰는 부위와 체중을 받는 부위인 무릎과 허리, 척추, 발목, 손가락 등에 주로 생긴다. 퇴행성관절염의 가장 중요한 원인은 비만과 운동 부족이다.

정상체중보다 체중이 더 많거나 운동을 하지 않고 오래 서 있거나 걷는 시간이 많을수록 관절염이 잘 생긴다. 바닥이 딱딱한 신발과 하이힐은 관절염을 악화시키는 원인이다.

1. 류머티즘 관절염은 젊은 연령에서 시작하고 관절통증의 원인이 된다.
2. 퇴행성관절염은 40세 이후에 시작해 관절통증의 원인이 된다.

③ 통증은 없고 쉽게 뼈가 부러지는 골다공증은 관절이 아닌 뼈가 약해서 생긴다. 여성이 폐경기가 되면 퇴행성관절염과 골다공증 두 질환이 같이 나타나기도 한다.

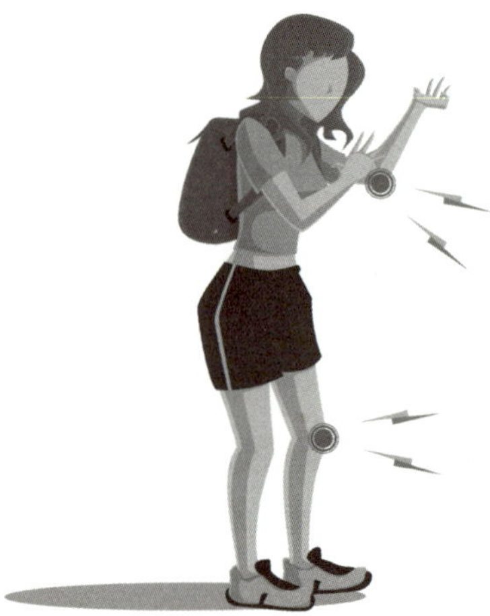

3장 어깨통증

어깨는 간 경락에 해당한다. 그러므로 스트레스를 많이 받으면 어깨 근육이 뭉치고 어깨 통증이 생기며 뒷목이 뻣뻣해진다. 팔을 안쪽으로 돌리거나 바깥쪽으로 돌리기 힘들고 팔을 돌릴 때 통증이 나타난다. 심해지면 팔을 들기가 힘들어 빗질을 하거나 옷을 갈이입기가 불편하다. 평소에 꾸준하게 어깨를 스트레칭 해주면 좋다.

주로 50대에 나타나 오십견이라고 하며 20~30대, 60~70대도 나타난다. 전체 환자 중 약 60%가 여성이고 40%가 남성이다. 여성이 많은 이유는 폐경 후 호르몬이 급격히 감소해 어깨 조직에 영향을 주기 때문이다. 당뇨병이 있는 사람은 오십견의 발생률이 약 5배 정도 더 증가한다.

4장 허리통증

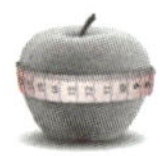

대부분 허리 부위의 근육과 힘줄이 노화로 늘어난 것이 원인이다. 콩팥에 피가 부족해지면 허리가 아프다. 머리가 아프고 어지러운 증세가 같이 나타나기도 한다. 귀에서 이명이 나타나고 귀가 가렵기도 한다. 피가 부족하고 뼛속에 진액이 부족해서 발바닥이 화끈거린다. 성생활이 지나쳐도 허리가 아프다. 허리가 콩팥 경락이기 때문이다. 허리가 아픈 것은 콩팥 기능이 약해진 것이다. 허리통증이 좋아지려면 걷기 운동을 많이 하여 콩팥 기능을 강화하면 된다. 근육의 노화로 허리통증이 나타나므로 근육을 강화하는 근육 영양제를 복용하면 효과가 더 좋다. 그리고 반드시 뱃살을 빼야한다. 뱃살을 빼고 걷기 운동을 꾸준히 하면 허리통증이 많이 좋아진다.

40세가 지나면 뼈는 매년 0.5~1%씩 약해진다. 폐경이 지나면 골밀도가 급격히 낮아지면서 뼈의 강도가 약해진다. 폐경기에 골절 부상을 당한 여성의 대부분은 골감소증, 골다공증이 원인이다. 체중이 많은 사람은 관절이 하중을 많이 받아 관절통이 심해진다.

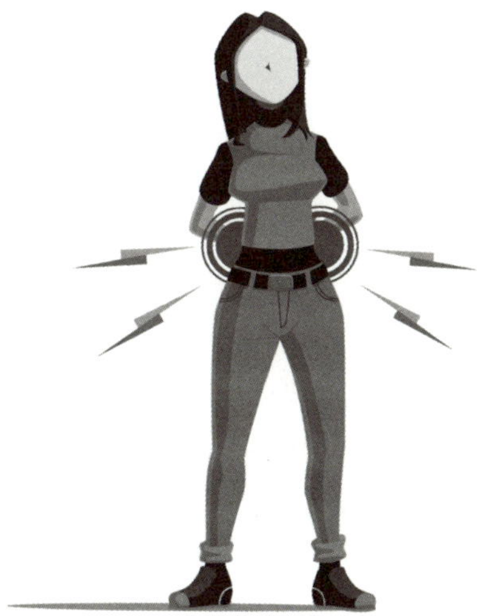

5장 손목터널증후군

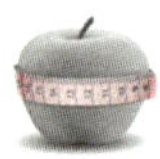

손목이 저리거나 손 감각이 저하되는 것이다. 비만인 경우 손목터널 속 지방세포가 커져서 콩팥 대사에 문제가 생겨 통증이 나타난다. 특정 대사 물질이 손목 터널에 쌓여서 생긴다.

손목에 무리가 가는 일을 반복하거나 스마트폰과 컴퓨터를 많이 사용하여 주로 나타난다.

손목을 구부린 상태로 장시간 일하는 것을 자제해야 한다. 따뜻한 팩을 이용하여 손목 부위에 찜질을 하면 통증 완화에 도움이 된다.

6장 발목통증

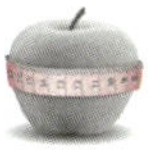

체중이 증가하면 발목에 무리가 되는 것이 약 5배 증가한다.

❶ 발목 염좌 : 발목을 삐끗해 인대가 늘어나거나 찢어지는 것이다. 냉찜질로 붓기를 가라앉히고 붕대로 2~3주 발목을 고정한다.

❷ 발목 관절염 : 발목을 자주 접질려 관절 연골이 손상된 상태로 시간이 지나 발생한다.

❸ 발목 골절 : 발목을 심하게 삐거나 접질려 발생한다. 골다공증, 당뇨병 등으로 약해진 뼈가 발목을 살짝 삐어도 발생한다.

7장 빈혈

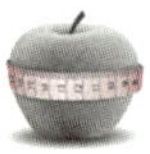

빈혈의 증상은 피로, 창백한 피부, 가슴 통증, 어지러움, 팔다리의 저린 감각, 두통 등이다.

빈혈 증세가 있으면 근육의 피로가 쉽게 나타난다. 철분이 풍부한 달걀노른자와 살코기 등의 동물성 단백질식품을 섭취한다. 콩, 시금치, 깻잎, 케일, 브로콜리, 견과류 등의 식물성 단백질식품을 섭취한다. 엽산을 함유한 시금치, 브로콜리 등의 녹색 채소류를 섭취한다. 비타민B12가 함유된 육류, 달걀, 생선 등 동물성 식품을 섭취한다.

8장 만성피로증후군

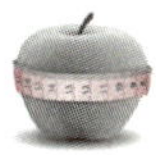

만성피로를 일으키는 원인은 과로, 스트레스에 의한 피로가 가장 많고 갱년기, 부신 피로 등의 질환, 우울증, 불안증이다.
좋은 식품은 브로콜리, 토마토, 마늘, 부추 등이다. 커피 등 카페인의 섭취를 줄이고 규칙적인 운동을 해야 한다.
노후의 근육량 감소로 인한 만성피로가 근육을 약하게 하고 피로를 느끼게 한다. 60대는 근육량이 10~20%가 감소한다. 80대는 근육량이 최대 50% 감소한다. 노후에는 골수의 혈액 생성 기능이 저하되어 빈혈로 산소가 부족해져 만성피로를 느낀다.

9장 대사증후군

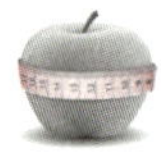

영양분을 섭취해 에너지로 쓰고 난 뒤 저장된 노폐물을 배출하는 과정에서 중성지방이 증가하고 좋은 콜레스테롤이 감소하며 혈압상승과 혈당상승과 복부비만이 나타나는 것이 대사증후군인데 대사증후군이 있어도 근육이 약해진다.
비만과 운동이 부족하면 쉽게 나타난다. 대사증후군에 좋은 식품은 생선, 견과류, 고구마, 콩, 해조류, 양파 등이다.

“

4부 피부

”

1장 독소로 나타나는 피부의 증상

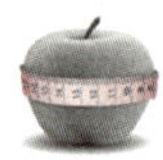

몸의 대사가 되지 않아 살이 찌거나 몸에 독소가 쌓이게 하는 식품을 많이 먹어 몸 속에 독소가 쌓이게 되면 피부가 나빠진다. 이럴 때 피부를 좋아지게 하려면 다이어트를 하여 몸 속의 독소를 몸 밖으로 배출해야 한다.

몸 속의 건강은 피부에서 나타난다. 몸 속의 체질을 바꾸면 피부는 좋아진다. 몸에 열이 많은 체질은 탄력 있는 피부가 많은데 피부에 주름이 많고 열감이 있다. 몸이 찬 체질은 주름은 없는데 부종이 생기고 몸에 습이 많은 체질은 주름은 없는데 땀이 많아 불편하고 피부가 쳐진다.

피부의 70%는 수분이고 콜라겐은 수분을 저장하는 기능을 한다. 피부에서 가장 중요한 것은 탄력과 미백이다.

다이어트를 하면 살이 빠지면서 피부 재생능력이 좋아져 피부가 투명하게 맑아지고 탄력 있게 되며 피부 트러블이 개선되어 젊어졌다는 말을 듣게 된다. 눈 아래 부기가 빠져 환해지고 맑아진다. 이중 턱이 사라져 더 젊게 보인다.

1. 여드름

열이 많은 체질에서 심하게 나타난다. 사춘기부터 발생되는 남성호르몬인 테스토스테론이 분비되면서 피지선을 자극해 피지가 많이 분비되면 여드름 발생이 커진다. 눈 충혈과 구내염도 같이 나타나는 경우가 많다. 20대 후반이나 30대 초반에 피지의 분비가 줄어든다.

변비와 숙변이 있는 경우는 장청소를 하여 장을 깨끗하게 한다.

지성 피부는 여드름이 잘 생긴다. 습도가 높고 온도가 높은 여름철에 여드름이 심해진다. 온도가 높으므로 피지 분비가 더욱 많아진다. 열을 내리는 체질개선을 하고 스트레스를 받지 않는다. 과자와 빵, 커피, 청량음료를 피한다. 녹두, 시금치, 미나리, 오이, 배추 등을 많이 섭취하고 몸 속의 열을 내린다.

2. 아토피

스테로이드제(부신피질호르몬제)를 장기간 바르면 더 심해진다. 피부가 얇아지고 늘어지며 혈관이 확장되면서 피부에 쉽게 상처가 난다.

아침식사는 꼭 하고 저녁식사는 최소로 한다. 저녁을 많이 먹으면 그 열로 더 가렵다. 열이 많은 체질에서 나타난다. 항히스타민제와 스테로이드제를 줄인다. 가장 힘든 것이 가려움이다.

가려운 피부는 건조하다는 신체 반응이다. 팔, 다리, 목 등 접히는 부분이 더 심하다. 잡곡밥과 과일, 채소, 국화차, 인진쑥 등을 많이 섭취한다. 가려움은 밤에 심한데 열로 인해 피가 부족해서 나타나는 증세이기 때문이다.

단순한 아토피 치료만 생각하지 말고 전체적인 건강관리에도 신경을 써야한다. 아토피가 치료되면 감기도 잘 안 걸린다. 열을 내리는 체질개선을 하고 술과 담배, 인스턴트 식품, 우유, 달걀, 땅콩, 과자, 커피, 밀가루 음식, 단 음식 등은 피하고 비누는 더 건조하므로 사용하지 않는다.

스테로이드 연고는 가능하면 피한다. 아토피의 원인을 환경오염, 공기오염, 식습관의 불균형으로 보는데 근본적인 원인은 몸 속의 열이기 때문에 열을 내려주고 옷은 가능하면 시원하게 입히는 것이 좋다.

3. 탈모

모발에 좋은 채소는 감자, 고구마, 미나리, 시금치, 당근, 무, 검정콩, 옥수수 등이다. 머리카락의 뿌리인 모근은 두피에서 성장한다. 두피에 영양을 충분히 공급해야 모근도 건강해지며 건강한 머릿결로 자랄 수 있게 된다.

탄력있고 힘있는 머릿결은 모근이 두피에 튼튼하게 뿌리 내려져 있다는 것이다. 두피에 튼튼하게 뿌리내린 건강한 머릿결은 쉽게 빠지지 않는다. 건강하지 못하면 머리카락의 탄력이 줄어들고 가늘어지면 빠지게 된다.

탈모의 원인

1. 두피의 열
2. 두피의 영양부족
3. 호르몬 감소증으로 인한 모근의 약화
4. 수면부족
5. 과도한 염분섭취
6. 술, 담배, 탄산음료, 커피
7. 동물성 지방, 당도가 높은 음식
8. 과도한 난방
9. 모자와 가발, 열기구를 이용한 미용기구

탈모 개선법

1. 스트레스를 줄인다.
2. 카페인, 탄산음료 섭취를 줄인다.
3. 두피의 열을 내려주고 모근을 강화하는 체질개선을 한다.

4. 다한증

손발에 땀이 많이 나거나 겨드랑이에 땀이 많이 나는 증세이다. 다한증의 원인은 간과 심장의 열이 많아 땀으로 내보내주는 것이다. 손에 땀이 많으면 볼펜을 잡고 글씨를 쓰기도 힘든 경우가 있다. 다한증은 간과 심장의 열을 내려주는 체질개선을 해주면 다한증이 좋아지고 피부도 좋아지며 두뇌가 맑아지고 근육이 가벼워진다.

5. 기미, 주근깨, 검버섯

기미는 색소침착, 광대뼈와 이마 등에 주로 생긴다. 피부와 경계가 불분명하다. 미백 연고와 자외선 차단제로 예방한다. 검버섯은 피부 각질이나 표피가 두꺼워진 것이다. 처음에는 편평하나 두툼하게 올라와서 제거해도 다시 생긴다. 미백 연고와 자외선 차단제로 예방한다.

원인

1. 간기능 저하
2. 햇빛에 과다노출
3. 피부의 노화
4. 화장독
5. 임신, 출산 후 여성호르몬의 불균형

기미, 주근깨가 생기면 피부 탄력이 줄어든다. 피부가 건조해지고 주름이 생긴다. 화장이 잘 안 받는다. 이것을 개선하려면 간의 열을 내려주고 피를 많이 만들어 주는 체질개선을 하면 된다. 식이요법으로는 녹두, 오이, 사과, 키위는 비타민C가 많아 해독 작용과 미백 작용을 하므로 많이 섭취한다.

6. 피부의 주름

피부의 탄력과 주름에 가장 중요한 역할을 하는 것이 콜라겐이다. 콜라겐은 인체 단백질의 30%를 차지하고 피부증식을 돕는 작용을 한다. 콜라겐은 진피의 대부분을 차지하는 단백질이다.

엘라스틴은 피부 탄력에 관여하는데 진피성분 중 제일 적다. 히아루론산은 피부보습에 중요한 역할을 하므로 피부보습을 유지하기 위해서는 지속적으로 히아루론산이 보충되어야 한다.

피부에 주름이 생기는 원인

1. 호르몬 감소로 인한 콜라겐 생성의 둔화가 가장 큰 원인이다.
2. 스트레스를 많이 받아 몸에 열을 만든 것이 원인이다.
3. 카페인이나 청량음료 등의 과다섭취로 인한 수분 부족증 때문이다.

7. 손가락 껍질이 벗겨지는 피부

영양이 부족하며 손가락 끝까지 혈액 순환이 잘 되지 않아 손가락 껍질 피부까지 영양공급이 되지 않는 것이 원인이다. 운동을 하여 몸 속의 열을 내리고 혈액 순환이 잘 되게 하며 단백질과 철분 영양제를 복용하면 치료가 된다. 검정콩, 두부, 바지락, 녹두, 당근, 배추, 키위, 콜라비를 많이 섭취하면 좋다.

8. 입술이 건조하여 껍질이 일어나고 갈라지는 피부

위장과 비장에 열이 많고 피가 부족한 것이 원인이며 위장과 비장의 열을 내리는 체질개선을 하고 피를 많이 만들어 주면 치료된다. 몸 속에 열을 나게 하는 커피와 육고기, 빵, 면 등을 줄이고 저녁에 잠을 많이 자고 스트레스를 해소하는 걷기 운동을 한다. 검정콩, 녹두, 당근, 오이, 시금치, 미나리 나물 등을 많이 섭취하면 좋다.

9. 귀 주위의 피부염

귀 주위에 피부염이 생기는 원인은 콩팥에 피가 부족하고 몸 속에 열이 많은 것이다. 우유와 커피, 육고기, 빵, 밀가루 음식을 피하고 검정콩, 검정깨, 시금치, 오이, 녹두 등을 많이 섭취하면 좋다. 저녁에 빨리 자는 습관으로 간에 열이 나지 않게 한다. 콩팥에 피를 많이 만들어주고 몸 속의 열을 내려주는 체질개선을 하면 치료가 되는데 피부염 치료와 함께 두뇌도 맑아지고 집중력도 좋아진다.

10. 무좀과 습진

무좀은 몸 속에 열이 많거나 습열(습기와 열)이 많을 때 생긴다. 비만이면 무좀이 더 심해지므로 다이어트를 하여 체중을 줄이면 무좀도 더 빠르게 좋아진다. 무좀에는 비누칠을 안 하는 것이 좋고 발을 씻고 물기는 바로 닦아 습기를 없애는 것이 치료에 도움이 된다. 육고기는 피하면 좋다.

몸 속의 열과 습을 내리는 체질개선을 하고 운동을 많이 하여 땀으로 열을 배출하면 근본적이 치료가 된다. 비만인 남성은 비만으로 인하여 남성의 기능을 하는 고환의 온도가 높게 나타난다. 땀의 배출이 되지 않아 사타구니의 습열 때문에 습진이 생긴다. 고환의 온도가 높아지면 정자의 생성에 문제가 생기고 남성 호르몬인 테스토스테론의 분비가 저하된다.

11. 발바닥 건조증

발바닥은 콩팥 경락이다. 발바닥(특히 발뒤꿈치)이 건조하고 갈라지는 것은 콩팥에 피가 부족하기 때문이다. 발바닥 건조증을 가장 빠르게 치료하는 것은 콜라겐 앰플을 복용하는 것이다. 걷기 운동을 많이 하면 효과가 더 좋다. 콩팥에 좋은 검정콩, 검정깨를 많이 섭취해 피를 많이 만들어주면 치료율이 높아진다.

12. 임산부의 피부 가려움증

임신중이나 출산 후에 임산부들의 피부 가려움증이 심한 경우가 많다. 임신 5개월부터는 임산부에게 피가 많이 부족해진다. 원래 피가 부족한 여성들은 임신과 출산으로 더 피가 부족하게 되어 피부 가려움증이 생기고 변비도 생긴다.

임산부의 피부 가려움증과 변비가 생기는 원인은 피가 부족한 것이기 때문에 피를 만들어주는 철분 영양제를 복용하고 두부와 달걀, 검정콩, 팥, 미역, 김, 시금치 등을 많이 섭취한다.

피부의 적은 변비다. 변비가 있으면 아름다운 피부가 되지 않는다. 노폐물이 배출되지 않고 장에 남아있으면 피부에 잡티가 생기고 피부가 칙칙해지며 탄력이 없어진다.

이상적인 피부는 촉촉하고 윤기가 있어서 손가락으로 가볍게 누르면 탱탱하고 탄력이 있고 문지르면 매끈매끈하고 반짝반짝 광택이 있고 혈색이 좋은 분홍색이다. 아름다운 피부를 만들기 위해서는 건강한 몸을 만들어야 한다. 밤 10시~새벽 2시에는 주름을 관리하는 콜라겐이 재생된다. 그래서 미인은 잠꾸러기라는 말이 나온 것이다. 피부는 내 몸의 거울이다.

13. 피부노화

❶ 호르몬 감소로 콜라겐 생성이 둔화되어 피부가 늙고 처진다.

❷ 나이든 피부는 더 얇아진다. 지방 덩어리와 피부의 천연보습 작용을 하는 히알루론산이 줄어들기 때문이다.

❸ 늙은 멜라닌세포가 피부에 반점을 만들어 피부를 노화시킨다.

❹ 천연머리 염색 세포인 멜라닌 세포가 줄어 흰머리가 된다. 모든 멜라닌 세포가 죽으면 백발이 된다. 사람의 절반이 40대 후반에 머리가 희어지기 시작하여 60대 초반에 90%가 머리가 희다. 미역, 다시마, 파래, 김, 검정깨가 머리카락의 흑색소를 만들어 낸다.

14. 주름관리법

❶ 코에서 귀까지 팔자 주름이 생기는 부분을 끌어올리듯 마사지한다.

❷ 검지와 중지를 이용해 아래턱에서 귀밑까지 부드럽게 끌어올려 준다.

❸ 위턱 주변의 근육이 뭉친 부분을 부드럽게 풀어준다.

15. 자외선 차단제 사용법

❶ 500원 동전크기 만큼의 충분한 양을 얼굴 전체에 고르게 바른다.

❷ 목에도 함께 바른다.

❸ 2~3시간 간격으로 덧바른다.

❹ 흐린 날 실내에 있을 때도 자외선 차단제를 바른다.

❺ 자외선 차단제를 바른 날 저녁 세안 후에 자외선 차단제에 포함된 메이크업 베이스 성분 때문에 피부가 건조해지는 것을 막기 위해 스킨, 에센스, 크림을 충분하게 바른다.

❻ 흰색은 자외선을 반사시키는 효과가 있으므로 흰색 옷이나 모자는 자외선 차단에 도움이 된다.

※ 피부는 pH5.5의 약산성일 때 가장 건강하고 아름답다. 비누는 약알카리성 비누가 세정작용이 뛰어나므로 대부분 약알카리에서 제조한다. 약알카리성 비누로 씻은 피부는 비누의 성분이 남아 있어 피부가 약 알카리성을 나타내므로 약산성의 pH제품을 바른다. 최근 화장품은 90%이상이 약산성이다.

따뜻한 장소에 들어가면 갑자기 얼굴이 빨개지는 이유는 피부에 열이 발생하면 모세혈관을 넓게 확장해 열을 밖으로 내보내므로 얼굴 피부가 빨갛게 변한다.

16. 목주름 관리

목의 피부는 피지선이 적고, 피부가 얇아 피부노화가 가장 빨리 나타난다.

1. 목에도 자외선 차단제를 바른다.
2. 얼굴을 스킨케어 할 때 목도 항상 같이 한다.
3. 매일 얼굴 클렌징 할 때 목도 같이 한다.
4. 바른 자세, 바른 수면 습관으로 목주름을 예방한다. 인상을 쓰거나 높은 베개는 목주름을 만든다.
5. 1주일에 1회 목 관리에 신경을 쓴다.
6. 술과 담배를 피해 목주름을 예방한다.

눈가와 입가는 많이 움직이는 부위이므로 피부의 수분이 감소되어 건조해져서 주름이 생긴다. 1주일에 2~3회 보습팩을 한다. 스킨, 에센스, 크림 등의 보습제품을 꼼꼼히 바른다.

17. 모공이 넓어지는 원인

1. 과도한 피지분비
2. 짙은 화장
3. 노화
4. 건강하지 못한 피부
5. 약물 남용

살이 빠지는 것과 피부가 아름다워지는 것, 건강해지는 것 모두 같은 원리이다. 사람의 피부에서 느낄 수 있는 생기 있고 하얀 피부, 투명한 색의 아름다움은 오장육부의 건강함에서 나오는 것이다. 피부는 몸 속의 건강과 외부에서 피부관리를 하는 것 두 가지 모두에서 아름다움이 빛난다. 얼굴의 피부는 우리 몸 속의 간과 위장과 콩팥의 건강과 관계가 깊다.

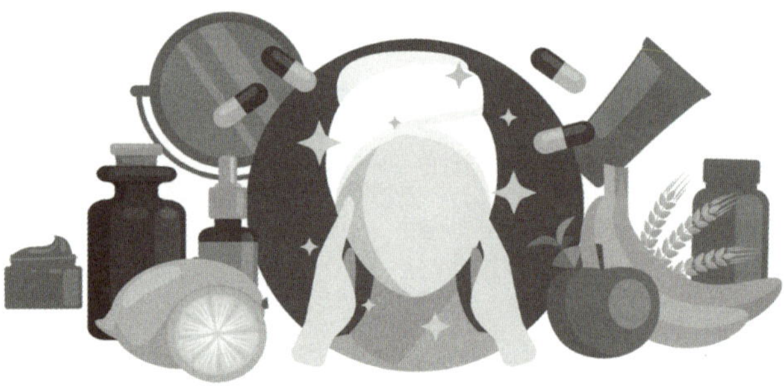

2장 피부임상 체험수기

1. 지성 피부이며 비타민C 알레르기가 있는 체질의 기미와 부종이 개선되었다

51세 여성, 평소 얼굴이 잘 붓는 타입이라서 저녁시간 TV를 보면서 손가락으로 관자놀이 부분부터 턱까지 지압한다. 엄지손가락은 관자놀이를 누르고 나머지 네 개의 손가락은 정수리에 두고 손가락에 약간 힘을 주고 귀 뒤에서 목 뒤 턱까지 위로 들어 올리듯이 천천히 눌러주면 피부 탄력이 생긴다. 위나 장이 안 좋으면 눈 밑과 볼 쪽으로 어둡게 기미가 올라온다. 피부를 위해서는 속이 좋아야 한다. 변비가 있으면 여드름이 생긴다. 속부터 치료하면 피부가 좋아진다. 저녁에 짠 음식을 먹고 자면 아침에 얼굴과 눈과 손가락에 심하게 부종이 나타난다. 평소에 학교 운동장을 돌거나 등산을 하면 몸이 피곤해져서 얼굴 부종이 심해진다.

기미와 부종을 개선하는 방법

1. 3kg 정도의 체중감량을 하면 부종이 약간 개선된다.
2. 학교 운동장을 1시간 30분씩 걷기 운동을 하면 처음에 할 때는 부종이 심했는데 등산을 매일 꾸준하게 똑같은 시간 1시간 30분을 했더니 부종이 개선되기 시작했다.
3. 밤에 음식을 먹고 자고 아침에 일어나면 부종이 심했다. 그 이유가 콩팥 기능이 약해서 부종이 생긴다고 하여 콩팥 기능을 강화하고 근육에 힘이 생겨서 다이어트가 되는 콜라겐 앰플과 위장의 대사가 잘 되어 속이 편해지는 효소를 같이 복용하였더니 부종이 개선되었고 탄력 있는 피부가 되었고 기미도 연해졌다.

2. 부종과 피부 주름과 근육통을 개선하였다

46세 여성, 40세 이후에 갱년기 증세로 피가 부족해져 61kg으로 체중이 증가하면서 부종이 심해지고 무릎과 허리 근육통이 생겼다. 밤에 음식을 먹고 자고 일어나면 눈과 얼굴, 턱, 손가락이 많이 붓고 몸이 무거워 기분이 나쁘다. 평소에 근육통이 있었는데, 부종이 심해지니 몸은 더 아프게 되었고 부종을 개선하기 위해 운동을 시작했는데 운동을 하면 몸이 힘들어 부종이 더 심해진다. 아침에 일어나면 몸이 많이 붓는데, 오후에 붓기가 빠지다가 저녁에 퇴근할 때 거울로 얼굴 피부를 보면 부었다 빠진 부분이 미세하게 주름이 생겨 신경이 많이 쓰인다.

부종과 피부 주름을 개선하는 방법

1. 오후 5시 이후에는 음식을 먹지 않으니까 부종이 조금 개선되었다.
2. 매일 운동량을 늘려 운동했더니 운동을 안 할 때보다 부종이 덜 했다.
3. 근육통이 있어 근육과 피부에 좋은 콜라겐 앰플을 복용하였더니 피부도 탄력 있게 바뀌면서 피부미백이 되고 부종이 개선되었다.
4. 부종을 일시적으로 개선하기 위해 커피를 마셨는데 콩팥 기능에 안 좋겠다는 생각이 들어 커피를 하루 1잔으로 줄였더니 피부 건조감이 덜하고 저녁에 잠을 잘 자게 되고 시력과 잇몸이 좋아졌다.
5. 요즘에는 부종으로 인해 주름이 생긴 피부에 탄력을 주기 위해 아침과 저녁에 로션을 바를 때 로션에 콜라겐 파우더를 섞어 얼굴전체와 목에 발라준다. 2주 동안 아침, 저녁으로 바르니 눈 주위와 이마의 미세한 주름이 펴지기 시작하고 피부가 탄력있게 되고 3주째 바르니 미백 작용까지 나타나 주변에서 예뻐졌다는 칭찬을 많이 듣게 되었다.

3. 아토피와 천식을 치료하였다

25세 남성, 아토피가 심해 머리부터 발끝까지 빨갛게 발진이 생겼다. 병원과 한의원, 약국을 다녀도 치료가 안 되었다. 아토피 관련 크림을 다 사용해봤지만 심한 아토피에는 소용이 없었다. 미나리즙도 발라보고 알로에가 좋다고 해서 생 알로에를 사용했다가 더 심해졌다. 친정에 갔다가 바세린을 발라보라고 하셔서 바르니 촉촉함이 오래 갔다. 감기인 줄 알고 병원에 갔더니 병원에서 천식이라고 하였다. 천식이 오래되니 폐기능이 약해져 좋아하는 축구를 할 때도 숨쉬기가 불편했다. 아토피가 있을 때는 시원하게 키워야 하는데 어릴 적에 따뜻하게 옷을 입어 아토피가 더 심해졌다는 생각이 들었다. 천식은 감기가 있을 때나 환절기에 더 심했는데 두꺼운 옷에 바람도 들어가지 않게 마스크까지 쓰고 다녀 더 심했다는 생각이 든다. 먹는 음식도 뜨겁고 따뜻한 음식을 먹었다.

아토피 치료방법

1. 간과 폐의 열을 내리는 체질개선탕제와 기관지와 피부를 촉촉하게 해주는 콜라겐 앰플을 복용하여 아토피와 천식이 치료되었다.
2. 장의 면역기능을 강화하는 유산균 영양제를 3개월 복용하여 장이 좋아졌다.
3. 우유와 과자, 커피, 빵, 면, 육고기를 최대한 줄였다.

④ 걷기 운동과 명상을 하였다.

4. 귀 뒤의 피부염과 얼굴에 땀이 많이 나는 증세를 치료하였다

5세 여자아이가 귀 뒤에 피부염이 심했다. 태어날 때부터 몸에 열이 많아 쉬지 않고 움직이며 활동하고 지금도 공부하고 책보는 것을 좋아한다. 이렇게 책을 보고 활동하고 나면 땀이 머리에서 계속 나고 지치더니 귀 뒤의 피부가 열로 붉게 되고 진물까지 나게 되었다. 병원에 다녀도 피부를 치료할 수 없었다.

귀 뒤의 피부염을 치료하는 방법

① 간의 열을 내리고 콩팥에 피를 많이 만들어주는 체질개선탕제를 복용하였다.
② 열을 내리는 시원한 성분에서 추출한 비타민과 미네랄 영양제를 복용하였다.
③ 피부면역기능을 강화하기 위해 유산균 영양제를 복용하였다.
④ 귀 주변이 오장육부 중에 콩팥 경락이므로 콩팥에 좋은 콜라겐 앰플을 복용하였다.
⑤ 식이요법으로 우유와 빵, 과자를 끊고 오이와 두부, 검정콩을 많이 먹었다.

처음 1개월 동안 복용하니 열이 많이 내려 피부가 좋아지기 시작하고 체력이 좋아졌다. 이어서 2개월을 더 복용하니까 귀 뒤의 피부가 치료되고 얼굴에 땀이 많이 나는 증세도 치료되었다. 집중력과 지구력이 좋아지고 감기도 안 걸려서 아주 좋다.

5. 심한 아토피가 개선되고 시력이 좋아졌다

13세 초등학교 6학년 남자아이가 육고기와 빵, 과자 등을 많이 먹고, 운동이 부족해서 살이 찌고 공부에 대한 스트레스가 많아 갑자기 얼굴과 목, 팔꿈치, 허벅지에 아토피가 아주 심하게 올라왔다. 시력도 극도로 저하되어 공부하기가 더 힘들어졌다.

심한 아토피를 개선하는 방법

1. 간과 심장의 열을 내리는 체질개선탕제를 복용하였다.
2. 시력이 좋아지고 피를 깨끗하게 하는 혈액 순환 영양제를 복용하였다.
3. 면역기능 강화를 위해 유산균을 복용하였다.
4. 천연보습 로션과 크림을 아토피 피부에 하루 3~4회 넓게 발라주었다.
5. 좋아하는 육고기와 우유, 빵, 과자, 라면, 초콜릿을 끊게 하였고 몸을 뜨겁게 하는 소고기, 닭고기는 피하고 고기가 먹고 싶을 때

는 시원한 성질의 돼지고기를 먹게 하였다.

처음 1개월 복용할 때는 효과를 많이 못 보았다 이후 2개월째 복용하니 좋아지기 시작했다. 나이가 어려서 음식을 조절하는 것이 힘들었다. 그러나 아토피가 좋아지기 시작하니까 희망을 갖게 되었고 스트레스가 풀리기 시작했다. 아토피가 좋아지면서 시력도 좋아지고 두뇌도 맑아져서 공부도 잘되었다.

6. 아토피와 비염과 천식이 치료되었다

초등학교 2학년 9세 여자아이가 몸이 전체적으로 아토피가 심해 가려움증을 호소했다. 가려움증이 심해 잠도 못자고 피가 날 정도로 긁었다. 아토피가 심할 때는 비염까지 나타나 머리가 멍하고 숨쉬기 어려웠다. 밥도 잘 먹지 않고 편식이 심했다. 아토피와 비염과 천식 때문에 병원을 다녀도 치료가 되지 않아 힘들었다.

아토피와 비염과 천식을 치료하는 방법

1. 간과 비장의 열을 내리는 체질개선탕제를 복용하였다.
2. 피부와 기관지에 좋은 콜라겐 앰플을 복용하였다. 1개월 복용 후부터 가렵지 않고 편안하게 잠도 자게 되었다. 3개월이 되니까 몰라보게 면역력이 좋아져 체력도 좋아졌다. 6개월 복용 후 아토피

와 비염과 천식이 치료되었다.

3. 식이요법은 우유와 아이스크림, 초콜릿, 피자, 라면, 빵, 과자는 끊었고 집에서 만든 음식을 먹었다. 아토피가 심해 피부를 시원하게 하는 오이와 양배추를 많이 먹었다.
4. 몸에 열이 많아 옷은 가볍게 입었다.
5. 나이가 어려서 음식조절이 힘들었다. 그래도 밤에 가려운 증세가 아주 심해서 밤에 먹는 음식을 줄였더니 덜 가렵고 아토피가 더 빨리 개선되었다.

7. 발뒤꿈치가 갈라지는 심한 피부염이 치료되고 10대의 근육과 피부가 된 느낌이 들었다

53세 여성이 평소에 피가 부족하고 근육이 약하다. 간의 열이 많은 체질이고 콩팥 기능이 약해 잘 붓는다. 부종이 심해지면 허리통증과 무릎통증이 더 심해진다. 운동을 해도 붓고 감기가 걸려도 붓고 밤에 먹고 자면 아침에 더 많이 붓는다. 가장 힘든 것은 발뒤꿈치가 갈라지는 피부염이 생기고 심하면 아프다. 40대 후반에 갱년기 증세가 나타나기 시작하면서 근육과 피부의 노화를 많이 느끼게 되었고 허리통증과 무릎통증도 나타났다.

발뒤꿈치 피부염의 치료방법

1. 간의 열을 내리는 피부 체질개선탕제를 1개월 복용하였다. 간의 열을 내리니까 피부가 더 맑아졌다.
2. 콩팥 기능이 좋아지고 피가 많이 만들어지는 콜라겐 앰플을 1개월 복용하였다. 콩팥 기능을 강화하는 콜라겐 앰플을 복용하니 발뒤꿈치가 갈라졌던 부위가 매끄럽게 치료되었다. 발뒤꿈치가 갈라진 피부가 모두 좋아지고 나니까 얼굴도 10대의 피부가 된 것처럼 환하게 맑아졌다.
3. 콜라겐 앰플을 복용하니까 근육에 힘이 나서 무슨 일이든지 할 수 있다는 자신감이 생겼고 허리통증과 무릎통증도 같이 치료되었다.
4. 호르몬 감소로 인한 우리 몸의 노화가 콜라겐 앰플 복용으로 호르몬 분비기능이 강화되어 눈과 잇몸의 기능이 좋아지고 젊음을 찾게 된 것이 신기하다.

8. 탈모와 갑상선 기능이 개선되었다

51세 여성이 스트레스가 엄청나게 많은 환경에서 계속 고민하였더니 머리 중앙 쪽에 탈모가 심하게 진행되었고 시력도 안 좋아지고 스트레스 때문에 허리도 아프게 되었다. 갑상선 기능이 약해져서 항상 피곤하고 기력이 저하된 상태였다.

탈모와 갑상선 기능 개선방법

1. 탈모를 개선하기 위하여 콩팥 기능을 강화해서 피를 많이 만들어 주는 콜라겐 앰플을 복용하였다.
2. 스트레스를 해소하기 위해 심장의 열을 내리는 체질개선탕제를 복용하였다,
3. 탈모 개선에 좋은 천연 한약재로 만든 탈모개선 천연 샴푸를 사용하였다.
4. 커피는 심장의 열을 더 나게 하므로 끊었다.
5. 식이요법은 검정콩, 검정깨, 감자, 오이, 바지락을 많이 먹었다.
6. 매일 1시간씩 학교 운동장에서 걷기 운동을 하면서 땀을 배출하여 열을 내렸다.

콩팥 기능을 강화하는 콜라겐 앰플과 심장의 열을 내리는 체질개선탕제를 1개월 복용하니까 탈모가 개선되기 시작하고 시력도 좋아졌다. 콜라겐 앰플 복용으로 간의 피로가 풀리고 갑상선 기능이 좋아져서 기운이 나고 근육에 힘이 났으며 허리통증도 좋아졌다. 몸을 바꾸는 체질개선은 보통 6개월 동안 하는데 운동을 꾸준히 하고 식이요법을 잘 하여 3개월 복용하고 탈모가 많이 개선되었다.

9. 손바닥에 땀이 많이 나는 다한증이 치료되었다

15세 중학교 2학년 여학생이 손바닥에 땀이 많아서 학교에서 글씨를 쓸 때 힘들었다. 특히 긴장할 때나 시험기간에는 땀이 더 많아진다. 땀이 많아질 때는 집중력도 떨어져서 공부가 잘 안 되어 스트레스가 쌓였다.

다한증 치료방법

1. 심장의 열을 내리는 체질개선탕제를 복용하였다.
2. 스트레스를 덜 받도록 노력했다.
3. 아이스크림과 과자, 라면, 우유, 빵은 최대한 줄였다

체질개선탕제를 1개월 복용하고 나서 다한증이 좋아진다는 것을 스스로 느꼈다. 1개월을 더 복용하니까 다한증이 치료되었다. 다한증이 치료되면서 얼굴 피부도 더 맑아지고 시력이 좋아졌으며, 집중력과 지구력이 좋아져 공부를 더 잘하게 되었다.

10. 여드름과 구내염이 개선되었다

17세 고등학교 1학년 남학생이 화농성 여드름이 심하고 피곤하면 구내염과 눈 충혈 증세도 나타난다. 집중력이 좋은 편이어서 공부를 아주 많이 하고 운동할 시간이 부족해 몸 속에 열이 쌓여 여드름이 더

심해졌다.

여드름과 구내염 개선 방법

1. 간과 비장의 열을 내리는 체질개선탕제를 복용하였다,
2. 피부에 좋은 콜라겐 앰플을 복용했다.
3. 혈관을 깨끗하게 해주는 혈액 순환 영양제를 복용하였다.
4. 육고기와 우유, 라면, 빵, 치킨, 피자는 최대한 줄였다.

처음 1개월은 피부의 열이 대변으로 빠져나가면서 대변의 냄새가 심했다. 그 뒤 눈의 열감이 없어지면서 눈의 충혈 증세가 좋아지고 구내염도 좋아지기 시작했다. 2개월을 복용하니 화농성이 좋아지고 여드름과 구내염이 개선되었다.

공부를 많이 해야 하는 상황이어서 여드름과 구내염이 좋아졌지만 체력과 지구력을 위해서 2개월을 더 복용하였다.

"

5부
성인병

"

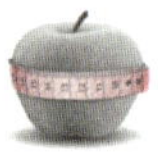

경제가 발전하는 선진국으로 갈수록 고혈압과 당뇨병, 심장병, 고지혈증, 뇌졸중 등의 성인병이 빠른 속도로 증가한다. 그 원인은 스트레스로 인하여 혈관이 좁아지는 것과 육고기와 인스턴트 식품, 독소를 많이 함유하는 식품 등의 섭취로 혈관에 찌꺼기가 많이 쌓여 혈관이 노화된 것이다.

요즘에는 육고기와 우유, 빵, 커피, 밀가루 음식을 많이 먹는 젊은 사람들에게도 고혈압과 당뇨병이 많이 나타난다. 고혈압과 당뇨병의 약물치료는 부작용이 많다. 성인병을 예방하고 치료하기 위해서 첫째는 다이어트를 해야 한다. 둘째는 식습관을 바꾸어야 한다. 셋째는 규칙적인 운동을 하여 혈관의 노화를 막고 혈관에 쌓인 찌꺼기를 배출해야 한다.

1장 고혈압

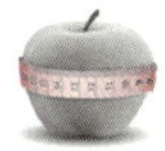

살이 찌고 중성지방이 될 수 있는 식품을 많이 먹으면 혈액중의 중성 지방이 높아져 비만이 되고 혈압이 올라간다.

1. 나쁜 식습관으로 고혈압이 생기는 원인

1. 동물성 식품을 많이 먹으면 잘 생긴다
2. 비만인 사람에게 잘 생긴다.
3. 채소와 과일을 먹지 않는 사람에게 잘 생긴다.
4. 짜게 먹는 사람에게 잘 생긴다.

나이가 고혈압의 원인은 아니다. 나이가 많아도 고혈압이 없는 사람이 있고 젊은 나이에도 고혈압이 있는 사람이 있다. 식습관이 고혈압의 근본적인 원인이다. 나이보다 식습관이 건강을 좌우한다. 스트레스를 받으면 혈관이 수축되어 좁아진다. 그러면 심장이 더 많은 혈액을 동맥으로 보내게 되어 혈압이 높아진다.

소금이 고혈압을 일으킨다. 김치도 짜게 먹으면 고혈압을 일으킨다. 동맥 혈관이 넓으면 혈압은 내려간다. 커피는 심장근육의 수축력과 심박출량을 증가시켜 혈압을 상승시킨다. 칼륨이 많은 채소, 과일, 호박, 감자, 메밀, 귀리를 많이 섭취하면 좋다. 뚱뚱한 사람이 그렇지 않은 사람에 비해 고혈압에 걸릴 확률이 10배나 높다.

2. 고혈압 예방법

1. 체중을 줄여야 한다.
2. 동물성 식품을 줄이고 식이섬유가 풍부한 식물성 식품을 먹는다.
3. 싱겁게 먹는다.
4. 술과 담배와 커피를 줄인다.
5. 많이 웃고 낙천적, 긍정적으로 생각한다.
6. 땀이 나게 운동한다.
7. 가공식품에는 소금과 첨가물이 많으므로 피한다.

운동을 하면 혈압의 수치가 낮아져 고혈압을 예방하고 심장마비나 뇌졸중의 위험을 감소시킨다. 추위에도 더위에도 운동을 하여 혈관의 탄력을 강화해야 고혈압에 좋다. 고혈압은 심장마비의 위험인자이다. 운동 중에는 심장이 몸에 혈액을 더 빨리 보내줘야 하므로 평소보다 혈압이 높아진다. 그러나 규칙적으로 운동을 하는 사람들이 운동을 하지 않는 사람들보다 혈압이 더 낮다.

나이가 들수록 혈압이 높아지는 것은 혈관의 탄력과 소금 섭취량과 관련이 많다. 소금 섭취량이 많은 나라의 사람들이 나이가 들수록 고혈압과 뇌졸중 발생률이 높다. 술을 많이 마실수록 혈압이 더 많이 올라간다. 심한 스트레스는 혈압을 급격히 올리고 나쁜 소식이나 슬픈 소식을 들어도 혈압이 급격하게 올라간다.

칼륨 함유량이 많은 과일과 채소는 혈압을 낮춘다. 칼륨 섭취가 적은 사람이 혈압이 높고 과일과 채소를 많이 먹는 사람들이 혈압이 낮고 뇌졸중 발생률도 낮다. 혈압이 낮을수록 뇌졸중, 심장병, 콩팥병의 위험이 줄어든다.

혈압이 계속 높으면 혈관이 손상을 입게 된다. 동맥의 내벽이 두꺼워져 동맥이 좁아지고 탄력이 떨어져 동맥경화증이 된다. 동맥이 너무 좁아지면 혈액이 제대로 흐를 수 없게 되어 혈전이 생긴다.

뇌에 피가 부족하면 혈압이 올라간다. 콩팥에 피가 부족하면 혈압이 올라간다. 뇌와 콩팥 두 장기가 우리 몸 속에 있는 피의 절반에 가까운 피를 공급받는다. 뇌와 콩팥 혈관에 동맥경화증이 생기면 혈압을 높여 혈액을 공급받게 되는데 이것이 고혈압이다.

2장 당뇨병

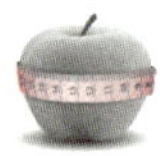

노화가 진행되면 지방이 늘고 근육량이 줄어서 당뇨병 발생률이 높아진다. 내장지방은 피하지방보다 지방산을 혈액에 더 배출해 비만이 된다. 고지방식은 간과 근육을 약하게 하고 비만이 되게 하며 당뇨병을 키운다. 고혈당이 지속되면 콩팥, 심장, 눈 등에 영양분을 공급하는 혈관과 신경이 손상된다.

콜레스테롤 수치가 상승되면 당뇨병의 위험이 높아진다. 혈당치가 올라가지 않도록 하면 비만이 예방된다. 고지방식은 췌장의 기능을 손상시켜서 당뇨병의 위험을 높인다. 임산부가 임신중에 고지방식을 하면 태아의 당뇨병 발생 위험률을 높인다.

인슐린이라는 호르몬이 부족하여 혈액내에 포도당이 너무 많이 존재

하게 되는 병이다. 당뇨병 환자는 앞으로 10년내에 심장병을 일으킬 가능성이 20%에 달한다. 앉아서 일하는 사람들이 비만일 때 당뇨병은 심각해진다.

운동은 당뇨환자의 혈당치를 감소시킨다. 혈당을 잘 조절하고 금연을 하는 것으로 당뇨병의 합병증을 줄일 수 있다. 주로 합병증은 담배를 피우는 사람에게 나타나고 합병증이 나타나면 즉시 금연을 해야 한다.

1. 당뇨병의 증상

❶ 눈

시야가 흐려진다. 장기간 당뇨병이 있을 때 눈의 수정체에 당이 축적되어 백내장이 나타난다. 포도당이나 다른 당들이 혈관 벽에 쌓이면서 혈관을 약하게 만들어 망막에 혈액을 공급하는 작은 혈관들에 손상을 입히는 망막병증이 나타난다. 망막병증이 더 발전하면 황반병증이 되는데 이것은 눈의 중심부위에 혈액의 공급이 감소한 것이 원인이다.

❷ 콩팥

단백뇨가 나타난다. 당뇨병으로 콩팥의 혈액 여과기능이 손상을 입는 초기 단계에 단백질이 소변으로 나온다.

❸ 신경

혈액공급에 문제가 생기고 혈당이 상승해서 신경이 손상되어 운동신경과 감각신경에 문제가 생긴다. 발이나 손에 있는 작은 근육의 움직임을 잃게 되고 처음에는 발을 예민하게 만들고 아프게 하고 감각과 통증을 느끼지 못하는 단계까지 간다.

❹ 성기능

혈액공급과 발기를 지속시키는 신경 모두 손상되어 성기능이 저하된다.

❺ 피부

미세혈관의 손상으로 피부가 모두 벗겨지면서 피부 바닥이 하얗게 되고 딱딱해져서 피부가 괴사되는 문제가 생긴다.

❻ 동맥

큰 혈관과 동맥이 점점 경화될 위험이 있다. 혈관이 경화되면 심근경색과 뇌졸중이 생길 확률이 높다. 당뇨에 좋은 음식은 고구마, 콩, 견과류가 있고 당뇨에 나쁜 음식은 밀가루 같은 정제곡물, 육고기, 당분이 많은 음식, 튀김류, 탄산음료 등이다.

2. 당뇨병의 원인

❶ 만성 스트레스와 우울증, 불안감

❷ 고지방식

❸ 저식이섬유

④ 비만

⑤ 운동부족

⑥ 유전

3. 당뇨병의 식이요법

① 3끼 식사를 정해진 시간에 규칙적으로 한다.

② 싱겁게 먹는다.

③ 설탕, 튀긴 음식, 조미료는 피한다.

④ 기름량을 줄이기 위해서 찜이나 조림, 구이 등으로 요리한다.

⑤ 식이섬유가 풍부한 식품을 섭취하면 칼로리가 더 많이 연소되어 칼로리를 감소시키므로 당뇨병에 좋다.

⑥ 콜라와 사이다, 아이스크림, 과자, 케이크는 피한다.

4. 당뇨병의 예방법

① 체중의 5% 이상 감량한다.

② 규칙적인 운동을 한다.

③ 지방식을 줄인다.

④ 식이섬유가 풍부한 채소와 과일의 섭취를 늘린다.

⑤ 금연한다.

⑥ 알코올 섭취를 줄인다.

3장 심장병

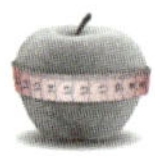

1. 심장병의 예방법

1. 콜레스테롤 수치를 낮춘다
2. 혈압조절
3. 금연
4. 운동
5. 올바른 식습관

심장은 하루에 10만번 이상 뛰며 전신에 혈액을 공급한다, 심장질환은 협심증, 심근경색, 부정맥이 있다. 여성은 폐경 후 여성호르몬이 감소하여 동맥경화증으로 인한 심장질환이 증가한다. 운동을 하면 심장박동 능력이 향상되어 신체기능과 스태미나가 크게 좋아진다. 45세가 지나서 운동을 시작한 건강한 사람은 심장병으로 인한 사망률이 감소한다. 심장병은 콜레스테롤과 밀접한 관계가 있다. 운동은 심장병과 고혈압을 예방하므로 뇌졸중의 위험도 감소시킨다.

2. 심장병의 식이요법

지방식을 금하고 커피나 자극성 음식을 금한다, 탄산음료등도 위장에 가스를 형성해 심장에 자극을 주므로 피한다. 심장병에 좋은 음식은 토마토와 당근, 키위, 귤, 자두, 포도, 딸기가 특히 좋다. 이것은 혈류를 개선하고 혈전을 막아준다. 채소, 과일, 나물은 항상 많이 먹어야 한다. 단 과일은 칼로리가 높아서 너무 많이 먹으면 비만이 될 수 있으니 주의해야 한다.

콩은 단백질과 필수 아미노산이 들어 있어 최고의 식품이다. 비타민과 미네랄이 풍부하고 이소플라본, 플라보노이드, 사포닌, 폴리페놀등이 있어 심장병을 예방하고 노화를 방지한다. 현미는 비만을 막아준다. 식빵은 잡곡빵이 좋다. 생선은 심장에 좋은 식품이다. 오메가3가 피를 깨끗하게 해주고 부정맥을 예방한다.

4장 고지혈증

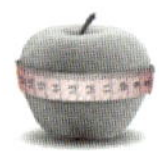

콜레스테롤은 몸에 잘 녹지 않아서 혈액을 타고 세포로 공급되기 위해 지단백질에 쌓여서 움직인다. 지단백질은 저밀도 지단백질(LDL)과 고밀도 지단백질(HDL)로 나뉜다.

LDL 콜레스테롤은 몸에 나쁜 콜레스테롤이다. 간에서 합성된 콜레스테롤을 우리 몸의 세포에 전달하는 콜레스테롤 수송체이지만 혈액에서 산화되기 쉬운데 산화된 LDL이 혈관 세포에 침투하고 쌓여 동맥경화의 원인이 된다.

HDL 콜레스테롤은 몸에 좋은 콜레스테롤이다. 세포에서 사용하고 남은 콜레스테롤을 간으로 보내 배출되도록 한다. 혈중에 남아도는 LDL 콜레스테롤을 제거하고 LDL의 산화를 막아 혈액 내에서 강력한 항염증과 항산화 작용을 한다.

콜레스테롤 수치가 높으면 심장병이 생길 위험이 높다. 포화지방이나 트랜스 지방이 많이 함유된 식품을 먹었을 때 콜레스테롤 수치가 더 올라간다. 혈액 속에 LDL(저밀도 지단백 콜레스테롤)이 높으면 특히 심장과 뇌에 산소가 많은 혈액을 공급해주는 동맥벽에 콜레스테롤이 쌓인다. LDL이 많이 쌓이면 비만의 원인이 되며, 동맥벽이 좁아지고 결국 심장병이나 뇌졸중이 생긴다.

LDL을 낮추고 좋은 식습관을 하면 대부분의 심장병을 예방할 수 있다. 규칙적인 운동과 포화지방이 낮은 식품을 섭취하면 가능한 일이다. 우리가 매일 먹는 식품 속에 포함된 지방의 90%는 중성지방이다. 중성지방은 지나치게 많으면 콜레스테롤과 마찬가지로 동맥과 심장에 해롭다. 운동을 하면 HDL(고밀도 지단백 콜레스테롤)이 증가하고 비만이나 흡연자에서는 HDL이 감소한다. HDL이 높을수록 몸에 좋다. 우리 몸의 거의 모든 세포는 필요한 콜레스테롤을 스스로 만들어낸다. 간은 아주 효과적으로 콜레스테롤을 생산하는 공장이다. 남성의 고환이나 여성의 난소 등 성 호르몬을 생산하는 장기에 콜레스테롤은 아주 중요하다. 콜레스테롤이 많은 음식을 거의 먹지 않아도 콜레스테롤 수치가 높은 경우는 몸에서 콜레스테롤이 스스로 만들어 지는 것이 원인이다. 혈관에 콜레스테롤이 많아지면 음경으로 가는 혈관이 좁아져 발기력이 나빠진다.

1. 고지혈증의 원인

❶ 간에서 콜레스테롤을 배출하지 못하는 경우

❷ 고지방식 ❸ 비만 ❹ 운동부족

2. 고지혈증의 식이요법

❶ 지방섭취를 줄인다.

❷ 식이섬유가 풍부한 식사를 한다.

❸ 과다한 염분 섭취를 줄인다.

❹ 육고기, 우유, 유제품을 피한다.

❺ 라면, 과자, 커피, 프림 등을 피한다.

❻ 콜레스테롤이 많은 달걀노른자, 소시지, 햄, 베이컨은 피한다.

❼ 아이스크림, 청량음료, 초콜릿, 케이크는 피한다.

3. 고지혈증의 예방법

❶ 불포화 지방산이나 식이섬유가 많은 식품을 섭취한다.

❷ 기름기와 지방 함량이 높은 육류와 콜레스테롤이 많이 함유된 식품 섭취를 줄인다.

❸ 걷기나 등산, 자전거타기, 수영 등 운동을 하여 체중을 줄인다.

❹ 흡연은 혈관세포를 손상시키므로 금연한다.

5장 뇌졸중

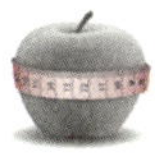

심장에서 뇌로 가는 혈관이 막혀 생기는 병이다. 뇌혈관이 막혀 혈류량이 10ml이하로 떨어진 상태에서 2~3시간 지속되면 뇌세포는 완전히 파괴된다. 뇌경색은 뇌혈관이 막히거나 충분히 혈류가 유지되지 않아 뇌의 기능에 장애가 생기고 뇌의 일부가 경색되는 질병이다. 뇌출혈은 혈관의 압력이 증가해 뇌 속의 혈관이 터지는 질병이다.

오랫동안 뇌에 혈액을 공급하는 혈관이 약해진 것이 원인이 된다. 나이가 들수록 많아지며 여성보다 남성에게 많다.

약 1.4kg 무게의 뇌는 모든 장기의 기능을 가능하게 하는 아주 중요한 장기다. 손가락이나 발은 여러 시간동안 혈액이 공급되지 않아도 다시 살릴 수 있지만 뇌는 몇분만 지나도 손상을 입는다.

고혈압이 뇌출혈의 중요한 원인이 된다. 심장동맥질환은 음식으로 100% 예방이 가능하다. 모든 질병은 혈관의 문제이다. 과일과 채소, 통곡물을 섭취하여 콜레스테롤 수치를 감소시킨다. 금연은 뇌졸중으로 사망할 확률을 절반으로 줄여준다.

1. 55세 미만의 젊은 사람에게 뇌졸중을 일으키는 원인

1. 외상
2. 편두통
3. 심한 빈혈
4. 과도한 음주

요즘은 어릴 때부터 포화지방(돼지고기, 삼겹살, 피자, 빵, 라면, 우유, 달걀 등)을 많이 먹어 젊은 사람들에게도 뇌경색이 나타난다.

2. 뇌졸중을 일으키는 위험인자

1. 혈관의 노화
2. 고혈압
3. 당뇨병
4. 심장병
5. 흡연
6. 과도한 음주
7. 운동 부족

“

6부 암과 비만

”

1장 유방암

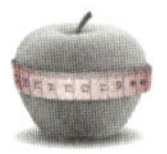

유방암에 있어서 체중은 아주 중요하다.

1. 비만으로 중성지방이 증가하면 콜레스테롤이 많아진다. 증가된 콜레스테롤이 에스트로겐 합성을 촉진하고 과도한 에스트로겐은 유방암 발병률을 증가시킨다.
2. 유방암 환자는 활동을 덜 하므로 체중이 증가한다.
3. 근육이 적어져 칼로리 소모가 안 되어 체중이 증가한다.
4. 항암치료 때문에 폐경이 되어 체중이 증가한다.

유방암 예방법

1. 비만을 줄인다.

② 체지방을 줄인다.

③ 알코올을 줄인다.

④ 운동을 한다.

⑤ 비타민D를 충분히 섭취한다.

⑥ 콩과 두유, 된장국, 청국장 등의 콩 제품을 많이 섭취한다.

⑦ 브로콜리와 당근, 호박, 고구마, 시금치 등의 과일과 채소를 섭취한다.

복부지방은 에스트로겐을 생성하는 공장이다. 복부지방을 줄여서 체내의 에스트로겐 생성을 감소시킨다. 유방암 환자의 경우는 항암치료, 항호르몬 치료를 받고 난 뒤 난소기능이 저하되어 골다공증이 발생할 확률이 높다. 골다공증은 골절의 위험을 높인다.

고지방, 고탄수화물 식사는 유방암에 걸릴 확률을 높여준다. 지방을 많이 섭취할수록 에스트로겐의 양이 많아져 유방암이 걸릴 위험이 커진다. 유제품을 끊고, 카페인을 줄인다. 양배추, 브로콜리 같은 채소나 콩 제품은 과도한 에스트로겐의 배출을 촉진시킨다.

비만 여성, 특히 폐경기 이후의 비만 여성이 유방암의 위험도가 높고 생존율이 낮다. 비만인 폐경 후의 여성은 지방세포와 체지방이 많아져 여성호르몬의 생성이 높기 때문이다.

여성호르몬인 에스트로겐은 폐경 전에는 난소에서 주로 생성되고, 폐경 후에는 지방조직이 생성을 담당하므로 비만인 여성에게 에스트로겐 양이 더 많아져서 유방암에 걸릴 위험이 높아진다.

육류는 기름이 없고 연한 것을 섭취한다. 생선은 신선하고 뼈째로 먹을 수 있는 것을 섭취한다. 멸치, 마른새우, 김, 미역, 다시마, 시금치, 녹색채소, 콩 등의 칼슘 섭취를 늘린다. 탄산음료, 인공조미료 인스턴트 식품을 피한다. 튀기는 음식보다 찌는 조리법을 사용한다.

유방암환자의 폐경기 증후군

1. 안면홍조
2. 위축성 질염
3. 성기능 장애(성교통, 성교 후 출혈, 성욕감퇴)
4. 피부 건조증, 탈모, 우울

유방암환자의 스트레스 관리

1. 불안
2. 우울
3. 불면(30~50%에서 수면 장애가 나타난다)

림프부종

림프절은 목, 가슴, 복부, 겨드랑이, 사타구니를 포함한 전신에 있다. 림프절은 림프에서 노폐물과 이물질을 걸러내어 병을 이겨낸다. 겨드랑이 림프를 제거하거나 겨드랑이에 방사선 치료를 하는 일은 림프의 정상적인 흐름을 차단한다.
림프가 차단되면 조직 안에서 림프가 고이고 부종이 생기는 것이 림프부종이다. 비만은 림프부종을 증가시킨다. 체중관리가 림프부종의 위험을 감소시킨다. 림프부종은 수술 후 즉시 나타나거나 수개월 또는 수년 후 나타날 수 있다.

운동

피로, 통증 등의 육체적인 증상과 우울, 불안, 수면장애 등의 정신적인 증상이 좋아지게 한다. 통증과 사지 말단의 저린 증상을 완화하며 부종과 관절 통증을 개선하는데 좋다. 규칙적인 운동은 체지방을 낮추어 에스트로겐을 줄여주므로 유방암에 걸릴 확률이 줄어든다.
유방암에 걸린 여성은 그렇지 않은 여성보다 셀레늄 수치가 낮다. 그러므로 셀레늄이 많이 함유된 과일이나 채소를 많이 먹고 셀레늄 영양제를 복용하는 것이 유방암 예방에 좋다. 유산균은 장내 에스트로겐의 대사를 도와 유방암 예방에 좋다. 요구르트에는 유산균이 너무 적게 함유되어 있어 영양제로 된 유산균을 복용하는 것이 좋다.

2장 자궁암

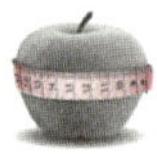

자궁암으로 진단을 받게 되는 75%가 폐경기 이후의 여성에게 나타나고 평균 연령은 59세이다. 비만이 에스트로겐 분비를 촉진해 자궁에 만성 염증을 일으키고 자궁암의 발생률을 증가시킨다. 자궁내막암은 폐경 전후와 상관없이 비만 여성이 정상체중의 여성보다 2~5배 더 발생할 위험이 높다.

당분이 많은 음식은 혈당을 높여 에스트로겐의 분비가 증가해 자궁암 발병률이 높아진다. 음주와 흡연은 자궁암 발병 위험을 증가시킨다. 비만여성과 에스트로겐 치료를 받은 여성, 출산 경험이 없는 여성이 자궁내막암에 걸릴 위험이 높다.

식이요법

1. 피해야 할 음식은 돼지고기, 소고기, 흰 쌀밥, 흰 밀가루 음식이다. 지나친 포화지방의 섭취는 좋지 않아 돼지고기와 소고기 섭취를 줄인다. 흰 쌀밥과 흰 밀가루 같이 정백과정을 거친 탄수화물 식품은 지나치게 흡수가 빠르고 급격한 혈당 상승을 유발하므로 피한다.
2. 진한 녹색채소, 통곡식, 해조류는 많이 섭취한다. 진녹색 채소에는 엽산이 많이 들어있다. 엽산은 자궁암 발생을 예방하는 영양소다. 통곡식은 식이섬유가 많다. 식이섬유는 배변을 원활하게 하여 장을 깨끗하게 해서 좋다. 유산균은 면역기능을 강화하므로 복용하면 좋다. 해조류에는 천연 항암성분인 후코이단이 들어있어 강력한 항암작용을 하므로 미역, 다시마, 김, 파래 등의 해조류를 많이 섭취한다.

운동

가벼운 걷기, 등산, 조깅, 요가 등의 운동을 규칙적으로 하면 에스트로겐의 농도가 낮아지고 에스트로겐으로 인한 증세들이 완화된다.

3장 갑상선암

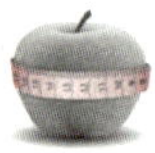

비만으로 인해 생긴 갑상선의 비대가 호르몬 생성에 문제를 일으키고 갑상선암의 위험도를 높인다. 남녀 모두 비만이고 허리둘레가 클수록 갑상선 암 발병 위험률이 증가한다. 요오드 섭취가 지나치게 많거나, 부족하면 갑상선암의 발생률을 높인다.

갑상선암 수술 후 갑상선 호르몬제인 씬지로이드를 복용하면 갑상선 기능 저하증과 같이 몸 속의 대사가 느려져 살이 빠지지 않고 적게 먹어도 살이 찌게 된다.

갑상선암 수술 후의 비만을 치료하려면 호르몬의 균형을 유지하고 면역력을 강화해야 한다.

비만인 사람이 갑상선에 걸릴 확률이 2배 이상 많다. 당뇨병이 있는 여성이 잘 생긴다. 갑상선 기능 항진증 환자가 결절이 생기면 그 결절이 암일 가능성이 높다.

식이요법

1. 갑상선 기능 저하증이 나타나면 요오드가 풍부한 해조류를 섭취한다. 식이섬유가 풍부한 통곡류를 섭취한다. 브로콜리, 양배추, 케일, 복숭아, 무, 시금치 등은 갑상선 기능을 억제해 갑상선 기능 저하를 악화시키므로 피한다.
2. 갑상선 기능 항진증이 나타나면 해조류는 줄이고 브로콜리, 양배추, 케일, 복숭아, 무, 시금치를 많이 섭취한다. 해조류 자체는 증상에 따라 조절하지만 해조류에서 추출한 후코이단 성분은 갑상선암을 관리하는데 도움이 된다. 후코이단이 갑상선암의 성장과 전이를 막아준다.

운동

가벼운 러닝과 하체 위주의 유산소 운동을 한다. 수술 초기에는 상체를 무리하게 운동하지 않는다. 갑상선 수술 후 체중이 증가되었다는 사람들이 많은데 갑상선 호르몬에 이상이 생겨서 체중이 증가된 경우도 있지만 수술 후 생기는 피로와 무기력감 때문에 활동과 운동을 줄여 체중이 증가한 경우가 많다. 탄수화물을 줄이고 단백질 위주의 식이요법으로 운동을 하여 체중 조절을 한다. 갑상선암 수술 후 가장 중요한 것은 면역체계를 잘 관리해서 암의 재발 위험을 막아야 한다.

4장 전립선암

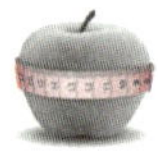

비만인 남성이 정상 체중보다 전립선암에 걸릴 확률이 높다.

비만인 경우 전립선암 발생 위험이 높아지므로 식이요법과 운동으로 체중을 감량하고 유지해야 한다.

비만이 전립선암을 재발시키는 이유는 비만은 여성호르몬인 에스트로겐이 더 많이 분비되고 남성호르몬인 테스토스테론이 적게 분비되는데 낮은 수치의 테스토스테론은 종양을 더욱 증식시키기 때문이다.

전립선암의 발생은 나이와 비례한다. 50대에서 전립선암의 진단이 시작되고 60~70대에서 전립선암이 진단되는 것이 대부분이다.

전립선암의 증상

초기에는 전혀 증상이 없다. 전립선암은 혈액검사만으로도 확인이 가능하다. 전립선암이 위험한 이유는 뼈로 전이되면 5년 내 사망률이 70%이기 때문이다.

1. 소변줄기가 가늘어진다.
2. 소변이 자주 마렵다.
3. 소변을 봐도 개운하지 않다.
4. 소변을 참을 수 없다.
5. 소변이 나오지 않는다.

식이요법

1. 라이코펜 함량이 가장 많은 곳이 전립선이다. 라이코펜은 전립선의 노화를 막는다. 라이코펜이 풍부한 식품인 토마토가 전립선암을 예방한다. 토마토를 익혀 먹거나 토마토에 기름을 약간 곁들이면 라이코펜의 흡수율이 증가한다. 라이코펜은 지용성이기 때문이다.
2. 콩에 풍부한 이소플라본이 전립선암 세포의 성장을 억제한다.
3. 셀레늄이 풍부한 새우도 전립선암을 예방한다.
4. 비타민E가 풍부한 식품이 전립선암을 예방한다.
5. 비타민D가 풍부한 식품이 전립선암을 예방한다.

⑥ DHA·EPA 등 오메가-3 지방산(불포화지방산)이 풍부한 등 푸른 생선도 전립선암을 예방한다.
⑦ 식이섬유가 많은 식품이 전립선암을 예방한다.
⑧ 미역과 다시마에 많이 들어있는 후코이단 성분이 전립선암을 예방한다.

전립선암에 좋은 식품

① 항암식품 : 브로콜리, 호박, 고구마
② 라이코펜 함유식품 : 토마토, 붉은 피망
③ 비타민C 함유식품 : 키위, 딸기
④ 비타민E 함유식품 : 참기름, 올리브유
⑤ 이소플라본 함유식품 : 콩

전립선암에 해로운 식품

① 고지방, 고단백 식사
② 맵고 짠 음식이나 인스턴트 식품, 밀가루 음식, 튀김
③ 알코올과 담배
④ 카페인 음료

5장 간암

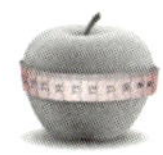

간암의 증상은 오른쪽 윗배 부위에 통증이 느껴지거나 덩어리가 만져지고, 소화불량과 복부팽만감과 체중감소 등이 나타난다. 과체중으로 인한 복부 비만과 당뇨병이 간암 발생의 위험률을 증가시킨다. 예전에는 과음과 간염 등이 간암 발생을 증가시켰는데, 지금은 비만 그 자체로도 간암 발생을 증가시킨다.

간암의 원인

1. B형 간염 바이러스

   전체 간암 환자의 약 75%이다.

2. C형 간염 바이러스

전체 간암 환자의 약 10%이다.

❸ 만성간질환

간경화증과 알코올성 간염은 간암의 발생율을 높이는 중요한 원인이다.

❹ 알코올

과다한 알코올 섭취는 간암 발생률을 높인다.

❺ 흡연

담배 연기가 폐로 흡수되어 간에 퍼져 간암 발생률을 높인다.

❻ 과체중과 비만

비만인 사람이 정상체중보다 간암 발생의 위험이 약 2배 높다.

식이요법

환자의 소화 능력에 따라 탄수화물, 단백질 등 영양분을 고르게 섭취한다. 신선한 채소와 과일을 충분히 먹는다. 간 기능이 많이 떨어진 환자가 개고기, 소고기, 돼지고기, 생선 등 동물성 고단백질 음식을 많이 먹으면 간성 혼수의 위험이 있으니 조심한다.

항암제 투여 후 첫 2주간은 면역력이 낮으므로 익히지 않은 음식, 끓이지 않은 물은 피하고 간 기능이 나쁜 환자들에게는 식중독이 치명적일 수 있으니 생선회는 피한다. 여름철 어패류는 비브리오균 감염 위험이 있으니 조심해야 한다. 비만은 암 발병률을 높이므로 체중을 자주 재어 보며 적절한 체중을 유지해야 한다.

운동

1. 걷기 운동

   체지방 감소에 좋다. 전신 체력 강화에 좋은 유산소 운동은 심폐 지구력 향상, 뼈의 밀도 증가, 근력 증가에 효과가 있다.

2. 등산

   약간의 경사는 허리와 하지 뒷근육의 근력을 강화시켜 전신 체력 향상에 도움이 된다.

3. 자전거타기

   심폐기능 강화에 효과적인 운동으로 하체근력 강화와 근골격을 강화한다.

4. 스트레칭

   하루 20분 이상 꾸준하게 스트레칭을 하면 근육의 긴장감을 풀어 주고 혈액 순환이 잘 되게 한다.

6장 대장암

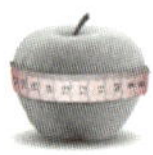

식생활 등의 후천적인 요인으로 대장암이 발생하는 비율이 높다. 동물성 단백질과 지방을 많이 섭취할수록 대장암이 증가한다. 대장 속의 대변에 있는 세균에서 발암물질이 나온다. 식이섬유와 비타민C는 발암물질의 생성을 감소시킨다.

우리나라 사람들은 탄수화물 섭취가 많아서 서양인에 비해 복부비만이 더욱 심하게 나타난다. 서양인은 허벅지와 엉덩이에 지방이 더 쌓인다. 동양인은 허리둘레가 4인치 증가할 때 대장암 발병률의 위험도가 남성은 33%, 여성은 16% 높아진다. 복부비만인 사람이 대장용종이 생길 확률이 더 높다.

식이요법

1. 영양이 골고루 들어있는 식품을 소량씩 규칙적으로 식사한다.
2. 천천히 꼭꼭 씹어서 음식의 소화를 쉽게 한다.
3. 늦은 시간의 식사는 피한다.
4. 음식은 따뜻하게 먹고 장에 자극을 주는 찬 음식은 피한다.
5. 싱겁게 먹는다.
6. 동물성 식품의 섭취를 줄이고 식물성 지방을 섭취한다.
7. 가공식품, 인스턴트 식품을 피한다.
8. 하루 6~8잔의 생수를 충분히 마신다.
9. 금연과 금주 한다.
10. 통곡식, 생채소, 생과일을 많이 먹는다.
11. 칼로리 섭취량이 많을수록 대장암 위험이 높다.
12. 튀기고 굽는 요리는 대장암 위험을 높인다.

대장암에 좋은 식품

1. 사과의 펙틴
2. 등푸른 생선의 불포화지방산
3. 장의 유익균을 증식시키는 유산균은 대장암 억제와 치료 효과가 높다.
4. 율무, 보리, 현미, 통밀, 감자, 고구마, 밤, 옥수수

⑤ 두부, 당근, 미나리, 부추, 풋고추, 브로콜리, 우엉
⑥ 도라지, 양배추, 셀러리, 양파, 무, 고등어
⑦ 표고버섯, 양송이, 김, 다시마, 미역, 토마토, 딸기, 오렌지, 키위, 사과
⑧ 토마토, 딸기, 키위, 사과

대장암에 해로운 식품

① 100도 이상 가열한 육고기와 달걀, 햄버거, 튀김, 베이컨 등은 대장암 발생 위험이 높다.
② 지방을 많이 섭취하면 대장 세포를 손상시킨다.
③ 지방과 단백질을 많이 섭취하고 식이섬유와 미네랄이 적은 음식을 섭취하면 대변이 알칼리성이 되어 대장암 발생 위험이 높다.

운동

대장암에 적합한 운동이 대장암의 근본예방과 치료 후의 재발과 전이를 감소시키기 때문에 운동을 해야 한다. 비만과 과체중인 사람들에게 더 잘 생긴다. 이미 대장암에 걸린 환자라고 해도 꾸준한 운동으로 체력을 관리해 재발이나 전이 위험을 감소시키는 것도 가능하다.

골반기저운동

골반기저근은 우리 몸의 중심근육 중 하나로 골반 뼈 하부에서 방광과 요도 등을 횡단면으로 받치고 있다. 골반 주변의 항문, 질 입구, 요도 입구 등을 쥐어짜면서 물을 빨아들이는 느낌으로 골반기저근육을 안쪽으로 끌어올려주는 것이다. 운동은 3단계로 나뉜다.

가능한 최대로 세게 수축한다.

3~10초간 수축 상태를 유지한다.

수축한 근육에 힘을 풀어 최대한 이완한다.

이러한 운동 순서로 최소 15~20주 이상 매일, 하루 8~12회씩 3세트 이상 하면 좋다. 운동 횟수의 경우 환자의 컨디션에 따라서 더 늘리는 것도 가능하다.

7장 위암

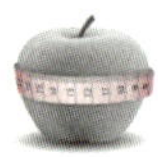

과도하게 축적된 지방은 만성 염증을 일으키고 소화기에 영향을 주어 위암 발생률을 증가시킨다. 흡연은 위암의 위험도를 높인다.

식이요법

1. 규칙적인 식습관을 갖는다.
2. 되도록 적게 먹는다.
3. 식염 섭취를 줄인다.
4. 자극적인 음식 섭취를 줄인다.
5. 소염 진통제 복용을 피한다.
6. 식사 후 바로 눕지 않고 스트레스를 줄여 위산이 과도하게 분비되지 않도록 한다.

7. 지방이 많은 기름진 음식의 섭취를 줄인다.

위암에 좋은 식품

1. 비타민A 함유식품
   당근, 호박, 시금치, 브로콜리, 옥수수, 김
2. 비타민C 함유식품
   배, 복숭아, 참외, 포도, 수박, 브로콜리, 감자, 고구마, 무, 사과, 딸기
3. 식이섬유가 많은 음식
   현미, 통밀, 잡곡
4. 단백질식품
   콩제품, 강낭콩, 흰살생선

위암에 해로운 식품

맵고 짜고 자극적인 음식
젓갈, 장아찌, 알코올, 카페인; 튀김류, 기름진 음식, 인스턴트 음식

운동

산책, 가벼운 걷기 운동은 소화에 도움이 되고 수술 직후에 올 수 있는 장유착 등의 합병증을 예방한다.
지나친 운동은 수술 후 회복에 도움이 되지 않는다.

8장 폐암

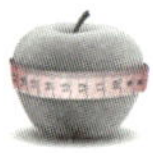

복부비만과 과다한 지방의 섭취가 폐암 발병률을 증가시킨다.

흡연은 폐암의 위험을 높인다.

허리둘레가 크면 폐암의 위험이 높다.

지방이 많은 음식을 섭취하면 폐암 위험이 높다.

폐암에 좋은 식품

❶ 생강

항암의 부작용인 오심과 구토에 도움이 된다. 메스꺼움과 구토 증상 완화와 몸 안의 해독 작용으로 면역력을 강화하고 기관지와 천식에 좋다.

② 레몬

면역력 강화에 좋은 식품이다.

③ 토마토

폐암에 좋은 식품으로 익혀 먹으면 흡수율이 최고 7배까지 높아진다.

④ 버섯

폐암과 심장병, 치매예방에 좋은 식품이다.

⑤ 미역

천연 항암제인 후코이단 성분이 폐암의 성장과 전이를 억제한다.

운동

산책, 가벼운 걷기 운동, 가벼운 등산은 폐 기능이 좋아지고 정신적으로 도움이 된다.